心智障礙者的
正向行為支持：
處理挑戰行為的實務策略

*Supporting Positive Behaviour in
Intellectual Disabilities and Autism:
Practical Strategies for
Addressing Challenging Behaviour*

Tony Osgood 著

曾進興 譯

Supporting Positive Behaviour in Intellectual Disabilities and Autism

Practical Strategies for Addressing Challenging Behaviour

TONY OSGOOD

First published in 2020 by Jessica Kingsley Publishers

Copyright © Tony Osgood 2020

Complex Chinese Edition Copyright © 2024 by Psychological Publishing Co., Ltd.

目次

（正文頁邊數字係原文書頁碼，供索引檢索之用）

作者簡介

Tony Osgood 最近退休了，最後一個職位是坎特大學太札中心心智障礙學系高級講師。2004 到 2019 年期間，他在大學本科和研究所任教，科目有：挑戰行為、當事人本位方案、正向行為支持等。從事學術工作之前，他在國家衛生部心理服務處任職，也曾經在非政府組織擔任主管和基層支持者。現在專職擔任顧問並寫作。

Tony 在心智障礙、自閉症、心理衛生、肢體障礙等部門工作了 30 年。他寫了很多易於理解的文章，在英國各地教學，並且擔任國際研討會的講員。

Tony 高大、蓄鬍子、已婚、有四子，不過這都與本書的內容無關。

可造訪 http://tonyosgood.com，以獲取更多訊息。

譯者簡介

曾進興，美國威斯康辛大學麥迪遜校區語言病理學博士，曾任國立高雄師範大學聽力學與語言治療研究所教授、中華醫事科技大學語言治療系教授、台灣智青之友協會理事長。

誌謝

本書得以完成，歸功於我的家人給我空間和時間寫作。

非常感謝 Dr. Katy Arscot、Krysia Waldock、Maximillian Taken、Helen Coleman、Helen Stone、Tor Townsend，以及 Matthew Gibb 等人寶貴的建議和「意有所指」的沉默。也要感謝 Viv Cooper OBE（Challenging Behaviour Foundation）重新讓我的船可以啟航。

推薦序一

正向行為支持引領我們擁有新的眼光看待行為

鈕文英（國立高雄師範大學特殊教育學系退休教師）

感謝曾進興老師邀約寫推薦序，讓我有機會搶先拜讀這本譯著《心智障礙者的正向行為支持：處理挑戰行為的實務策略》。這本書呼應了我對正向行為支持的信念——提供用愛理解、用話鼓勵和用對方法，以處理心智障礙者挑戰行為的正向思考、語言和行動，作者以案例故事帶領我們經歷「心智障礙者正向行為支持」的一趟旅行。

「用愛理解」是指支持者將自己視為初學者，以心智障礙者為中心，深度傾聽和置身理解他們挑戰行為背後的溝通意義、原因與功能。用愛理解可以幫助支持者轉念，用正向思考看待挑戰行為，感覺和作法就開始改變。「evil（邪惡）」倒過來看是「live（生活）」，心智障礙者會出現令人不悅的挑戰行為，是在面對他們生活中遭遇的難題；設身處地思考：如果我們處於他們的情境，會出現什麼樣的情緒行為。

在「用愛理解」後，「用話鼓勵」是指以理解的語言，同理地反映心智障礙者的情緒，不要急著說教。或是跟他們爭是非，進行對錯的批判；一旦重新連結情感，他們能感受到被理解、被傾聽時，才有可能接受支持者正向行為的引導。再者，正向行為支持是「蜜蜂」的思維，支持者提供心智障礙者表現適當行為的機會，而後在他們表現出來時給予鼓勵。

「用對方法」是指，正向行為支持因應挑戰行為的觀點不是消除，而是轉化，轉化的概念為，從心智障礙者的挑戰行為中，看到他們的特質和優勢，配合時機和情境，轉化成符合他們需求和行為功能的適合方式。除

此，讓支持策略可以藉由像「馬賽克」般的多元管道直指挑戰行為的核心，而此支持策略不是亡羊補牢，而是以「追本溯源」為基礎，採取「洞燭機先、防患未然」的作法，預防挑戰行為的出現；運用「環境教化」的方式，改變生態環境以帶動行為的改變；藉由「未雨綢繆、種樹成蔭」的管道，教導心智障礙者以正向行為替代行為問題；透過「引果導效」的策略，重新安排行為的後果，使挑戰行為無效，而讓正向行為有效，能達到其需求與功能。最後達到的目標不只在減少挑戰行為，更重要的是增加正向行為，提高生活品質，讓心智障礙者成為有喜樂、價值和希望「三H」的人。

正向行為支持是藥方，而不是湯頭。作者也提醒服務方案提供者宜掌握正向行為支持背後的價值觀，否則就變成「新瓶裝舊酒」了。正如 Proust 所云：「真實的發現之旅不在於找尋到新的景觀，而在於擁有新的眼光。」（引自 Switlick, 1997, p. 229）。正向行為支持引領服務方案提供者擁有新的眼光看待挑戰行為，內化成為服務的哲學。Carr 等人（2002, p. 6）即表示：「科學告訴我們如何改變，而價值觀告訴我們什麼值得改變。」正向行為支持結合價值體系和科學技術於一體，「用愛理解」是它背後的價值體系，「用話鼓勵」和「用對方法」是它運用科學技術。最後，期待以這篇推薦序，能讓更多人認識與執行正向行為支持。

參考文獻

Carr, E. G., Dunlap, G., Horner, R. H., Koegel, R. L., Turnbull, A. P., Sailor, W., Anderson, J. L., Albin, R. W., Koegel, L. K., & Fox, L. (2002). Positive behavior support: Evolution of an applied science. *Journal of Positive Behavior Interventions, 4*(1), 4-16. https://doi.org/10.1177/109830070200400102

Switlick, D. M. (1997). Curriculum modifications and adaptations. In D. F. Bradley, M. E. King-Sears, & D. M. Tessier-Switlick (Eds.), *Teaching student in inclusive settings from theory to practice* (pp. 225-251). Allyn & Bacon.

推薦序二

張文嬿（第一行為工作室資深行為輔導員）

這是一本寫進心坎裡的行為書。

這是一本教人手法——技術、技巧與心法——態度、價值的行為書。在台灣，陸續拜讀學者前輩們正向行為支持的結晶，二十餘年來，我戰兢匍匐前行在行為輔導的道路上。

如今，原著東尼奧斯古（Tony Osgood）將經歷多年正向行為支持實務現況栩栩如繪於書，更將形而上態度與價值的心法，透過懇實幽默的反思，提出具體可行的實踐。

在閱讀本書的過程中，每一章每一節持續湧出共鳴的讚嘆。

第一章引言，「……人們只在意他做了什麼，至於他的感受如何並不重要……」作者開門見山的說出行為工作「將心比心」的心法正待加強。「……我們只記錄他們的行為、大便和服藥的情形；我們不會想去記錄他們的孤獨感和心痛。」，棒喝在實務工作的我，應謙卑校準，看在專業團隊眼裡的行為與事實，更重要的是共同體悟服務對象與家庭背後的感受與想法。

第二章權利宣言，提醒行為工作者將自己可能傷人的「專業」降到最低，尤其是文末「別做錯事的宣言」猶如暮鼓晨鐘，當中有一條「讓人覺得自己很糟糕是錯的」讓我想到腦科學進步的今日，鏡像（mirror image）正在審判著專業工作者面對服務對象和家庭的那張臉。

第三章提到協力合作，作者用家長的觀點給行為支持者一封情辭懇切的信，文中有如網路酸民的誠實，希望可以「酸」醒自以為有辦法的行為支持專業工作者。

第四章怪異的溝通，作者藉著文章「吶喊」，被稱為挑戰的行為正在溝通，行為支持的你我「聽見了嗎？」，小心責怪服務對象或家庭溝通的方式怪異，篇章中有一大段強調「別失去你的人性」，緊接著「保持你的人性」。別以為這兩者是在換句話說，前者提醒讀者千萬別做的事；後者則是身為一個人應該要做的事，而在要做的事中值得牢記的是「記住，關係很重要」，讀文至此，我雀躍的當場想跟作者來個 Give me five.，因為這跟第一行為工作室這幾年力推的「關係照護」（relationship care）不約而同。

第五章房間裡的大象，指的是人人明顯可見的難題，由於現實考量大家選擇視而不見。前面陳述的是服務現況，而化解的策略正是「當事人本位」與「關係和諧」，別急著說這是基本服務原則，大家老生常談，等看了這章節才有機會重新面對早該調整的想法或態度。

第六章探究故事原委，提醒行為工作介入的重點，不是只在減少行為問題，這是見樹不見林，反倒是要把支持的目標放在改善服務對象及其家庭的生活品質，章節中利用不同服務對象的例子，將可具體執行的策略詳細陳明。在一連串的策略裡，作者不忘初衷的又再次提醒「讓人性得到滋養」，強調善用「熱情」，達到「人性化」是正向行為支持的核心原則。從第四章以來，作者不斷用機器人與人類做比喻，非常生動的讓讀者檢視自己在工作中的細節，兩者間最大的差別則是在「熱情」。

第七章在場協力的支持策略，這一章建立替代行為正是 PBS 接納標的行為的溝通，更承認行為功能的存在與意義，進而利用行為策略，建立功能相同且利己利人適當的替代行為。

除了上述的替代行為，作者更提供了預防誘發行為問題的建議，其中「讓房子成為家」讓人印象深刻，提供了具體可行降低衝突的方法，而在行為培訓中調整環境因素（調整環境中的人、事、物）的秘笈清楚可見。

第八章事情出錯時怎麼辦，本章誠實的面對，即使用對手法及心法，

仍會有出錯或不盡理想的情況出現，行為工作者惟有面對才有機會修復，包括服務對象本身、家庭與工作人員間的關係。作者甚至勇敢的在「道歉」這段敘述中坦白，自己也曾情緒失控幾十次，這真是行為工作者要學習的典範，當然不是刻意學習情緒失控，而是學習覺察自己的情緒、面對、調節並負責。

第九章人們教會我什麼，這是一章老師傅對同業無私的叮嚀，他教導真正做事的人六個具體實際可執行的步驟，作者亦在文中提到他的家庭工作經驗，「知道」正向行為支持不代表就是「做到」，當中再一次令我想與作者擊掌的包括「聚焦在當事人會做的事，不要因為他不會做而懲罰他」。

第十章尾聲：我怎麼看自閉症？作者用小說流暢的筆法，寫出目前對自閉症的說法，而同時也把自己的「人」觀放入這些看法裡。

閱讀《心智障礙者的正向行為支持：處理挑戰行為的實務策略》的中文翻譯，我深深感謝曾老師翻譯了這本寫了十年的行為大著，透過老師翻譯的支持，我自己也親身經歷越過語言藩籬，與原著的理念心心相印。

如果您已經在生活中讀過或還未讀過正向行為支持的書籍，我誠懇的向您推薦，這是一本值得用生命咀嚼的行為書。

年我們念書的時候，教這門課的人全台灣屈指可數的情形，早就不可同日而語。

行為學派的資料完全由做實驗來的，所以早期，行為心理學就等於實驗心理學。到了 1980 年代，時代的風潮又改變了，所以，我到台大念實驗心理學時，已經不念行為主義了，也不做老鼠的學習實驗了。我的碩士論文實驗，沒有走迷宮的老鼠、沒有外顯行為的測量，卻只有腦袋瓜裡的內在過程，叫做認知。（當年電腦革命才開始，人腦被比擬成「資訊處理機」，所以腦袋瓜的工作就叫做「人類資訊處理」。）

這不重要，要緊的是，行為學派很重視實驗，跟我的碩士論文用的方法是一樣的。簡單地說，就是看看某個因素會不會造成有意義的影響。譬如說，每天跑兩公里會讓心跳數降低。做實驗就可以驗證，讓實驗組的人每天跑，控制組的人不跑步，也不做運動。一開始先量兩組的心跳，沒有差異之後才可以進行。這樣做了半年，再量量看，兩組的心跳是否有差異。假如實驗組的平均心跳數確實低於控制組，那麼我們就說，跑步這個「因」素確實會對心跳產生效「果」。

看起來很簡單，但是在推論上，一定要注意實驗組與控制組心跳的差異確實來自有無跑步這個因素。但是也有可能實驗組的人為了每天跑步，就早睡養精神，所以有可能他的睡眠時間多過控制組。假設實驗組每個人睡眠的時間都多過另外一組，這是系統性的干擾變項，產生了結果解釋上的困難。究竟是每天跑步還是睡眠時間比較長影響了心跳？

我提到應用行為分析的基礎來自實驗心理學，實驗心理學講求客觀的測量、嚴謹的因果推論。你以為你做了 A 才導致 B，說不定有別的因素 C 的干擾。你說，那麼我們就必須很嚴謹地排除其他變項的影響，才能下結論。是的，要點是謹慎處理資料，謹慎應用資料。

以前念資訊處理概論，第一課就說：Garbage in, garbage out（垃圾進，垃圾出）你不要以為所有的資料都是金子，以前我做實驗的經驗告訴我，

很多資料洋洋灑灑，卻是不折不扣的 garbage。這下子，讀者要慌了——難不成要先去念實驗心理學才能讀這本書？No，我只是提醒你，資料的蒐集一定要嚴謹。

另外，應用行為分析大量的資料來自於時間系列的研究，或者叫做「單一受試者實驗法」。這種研究在因果關係的推論上，難度更高，因為自己與自己比，比的是自己的過去、現在與未來。這裡存在太多不易排除的干擾變項了。

再者，人類行為很複雜，差異性又很大。同樣是自傷行為，某甲的前因後果和某乙的可能相同，也可能南轅北轍。同樣一個人，情境不同，挑戰行為產生的原因有可能不同。應用行為分析來自實驗心理學，實驗心理學要求客觀公正，不要讓自己的偏見蒙蔽了眼睛。

這門學科給我們的寶貴資產，就是科學精神。有時明明數字說的是東，蒐集資料的人卻硬凹說不是東，他相信是西；問他為什麼，他說不出道理來，只說西就對了嘛。我問他，那麼你幹嘛蒐集資料呢？要不就是你的數字不正確。他對此只是聳聳肩，心裡想什麼，只能用猜的。

你說我又不是要哪個博士學位，幹嘛這麼囉嗦。是的，在實務工作上，很難去處理這樣的問題，我只是提醒，很多因果關係都只是假設而已。千萬不要固執己見，還是要讓證據說話。讓證據說話不容易，很多人寧可把頭埋在沙子裡，也不肯抬頭看看現實的證據。如果說應用行為分析有什麼貢獻的話，他提出的證據客觀又詳實，真的對於問題的解決大有助益。

3. 正向：人性的價值

應用行為分析只是本書主題正向行為支持的一個支柱而已。如果應用行為分析這麼好用的話，我們就不必拿什麼正向行為支持的說法來讓你七葷八素。就如本書的作者所說的，正向支持的要點就是正向，什麼是正向？認為每個人都是獨一無二的生命體，都有尊嚴，都應獲得有尊嚴的對

待，這就是人性的價值。

　　人性的價值是什麼，在心智障礙者來說，不只是把人放在一個地方，讓他安全就算了。我常常打個比方讓大家了解，如果你老了，如果你失智了，如果你失能了，人家可能怎樣對待你？

　　一群人說話的時候，雖然跟你同在，雖然是討論你的問題，卻不是對著你說話，卻大剌剌地說你如何又如何。你雖然存在，卻好像不被看見。當他們為你安排作息時，從來不問你的意見，卻裝作一副懂你的樣子，明明你不喜歡五點洗澡，卻硬要在那個時候洗澡；明明你不喜歡唱卡拉 OK，卻說唱歌有助於心理健康；明明你不喜歡坐在輪椅上跳倫巴，卻以專家的口吻說運動有益於身體健康。總之，所有你不喜歡的事，他們都以「為你好」的名義強加在你的作息上面。

　　你提出抗議，沒有人理會，因為你失能、因為你失智、因為你不會為你自己做主張。默默的抗議得不到回應，於是你用力地抗議，大便在床上，吃飯時摔落碗，這下終於有人注意到你了。

　　這次他們的回應是：你是故意的，或者你病情惡化了（你是無知的），雖然你發出的信息，他們也聽見了，可是他們還是沒搞懂你的意思，而且也不想搞懂。

　　你說，我的訴求很簡單，只是讓我有我的生活，有我的選擇，有我的尊嚴，這樣很困難嗎？大便在床上、吃飯摔落碗，很大聲，在他們眼裡是所謂的挑戰行為，在你來看，只是升級的抗議而已。然而，你的抗議沒有被聽到，卻是你進一步沉淪的罪證。你心裡吶喊，我不過是要奪回我的生活罷了。其實，稍微用心一點的人，都看得出來。只是照顧者習慣用管理者的態度來對待你罷了。

　　在這本書當中，作者把這群聽不見抗議的管理者叫做「機器人」，道理不難想見。

4. 上游救人

　　這本小書討論心智障礙者的「挑戰行為」（如打人、自傷、破壞），作者是一名有 30 年實務工作經驗的英國人 Tony Osgood，全書的用語平易近人，有時還十分犀利辛辣。最重要的是，他有一種悲天憫人的情懷，字裡行間流露出對於目前心智障礙者惡劣處境的不捨之情。

　　我之所以想要翻譯這本書，是因為目前我們協會正好在做政府委託的「正向行為支持」方案。他說的每一個字，都跟我們的服務現場緊密地扣在一起。他的嘆息、他的讚美、他的怒吼、他的說理，我都真實地感受到了。

　　這不只是一本學理的書，也是一本教導的書，在很多層面來看，更是一種社會批判的書。其實有一種深層的無力感，貫穿了作者的思路，表現在每個章節的字裡行間。（我們都有那種無力感……）

　　作者在書中引述了「下游救人，上游丟包」的故事，說明這個工作的困境：

　　有一個人在河邊散步，聽見救命的聲音。他就跳水救人並為他做了人工呼吸。這時候，又聽見救命的聲音，又下去把第二個人拉上來。這個過程不斷地重複，所以施救者很納悶，決定走到上游去看看，究竟是誰一直把人丟了下來。

　　我們現在所做的「行為支持」就是下游救人的工作，做得很氣餒，因為上游不斷把人丟下來。上游不解決，下游的救人工作事倍功半。

　　在接這個方案之前，協會早就有了假日的「友伴支持」團體活動，長達 20 年。四年前又開辦了週間上午的「自立生活學園」方案。無論是假日的還是週間的，這些活動都是為了豐富心智障礙成人的「社會生活」，降低社會孤立所帶來的問題。

　　心智障礙者如同一般人，都需要豐富的社會生活。前提是，被看見、被聽見、被尊重、有選擇、可自主。化簡成一個短句，就是：

——當他是成人對待。

——什麼意思？

——就是被看見、被聽見、被尊重、有選擇、可自主嘛；還有，＋N……。

——等等，你的意思是他可以交異性朋友，甚至結婚？

——Why not?

不過，我還不急著說這塊。這裡不能長篇大論，我只要舉例說明：這五個條件不如想像中的容易，你就知道，路還很長。

——被看見：你問你自己，當智青和家長一道來辦公室報名參加活動，請問你對著（看著）誰說話？（八成對著媽媽發問吧；誒，他不是成人嗎？）

——被聽見：他說他要參加桌遊班，媽媽搶著說那沒有用，還是參加人際關係班好了。這時，請問你聽誰的？（八成是媽媽吧？）

——被尊重：當智青辯解說，誰說桌遊沒用，起碼它可以訓練敏捷性。媽媽打斷他，說你知道什麼，難道我不知道你愛玩嗎？當眾罵孩子，好像他是塑膠人。（每天都發生的「小事」。）

——有選擇：上課時智青覺得很無聊，就起身走到廚房，媽媽看到了，跑過來斥責他：乖乖回去上課，交錢不是讓你來這裡偷懶……（媽媽您參加社團活動時會不會在無聊時走出來透透氣？）

——可自主：很多時候智青無法搭乘公車或捷運來協會，問起來，其實是家長一直接送成習慣，從來沒把自主搭車當作一回事。（「沒關係，我們可以接送——」唉！其實還有很多、很多這類生活技能呢！）

當他是成人對待，容易嗎？

你看，這句話被認為是高不可攀的理想。不管幾歲，這些智青永遠被當成小孩子（XX兒……）。既然是小孩子，你會把他當一回事嗎？前面那五個前提幾乎都破功了。我的感想是，家庭、學校、職場、機構，甚至

政府單位，大部分都不明白那句話的意思。說白一點，大家一直在上游製造問題，把人丟到河裡去⋯⋯（我也是「大家」之一。）

5. 重新啟航

　　有許多智青會在緊張的時候自言自語，仔細聽他說話的內容，就好像是某個長輩附體上身，「不要大聲說話，要安靜；不要拿人家的東西，要說對不起；我是壞小孩，以後不會了；管好自己的事，深呼吸，不要打人，不要罵人；⋯⋯」然後深吸口氣，看看四周，突然臉漲得很紅，先是很小聲，然後一鼓作氣大聲地連說三次「幹XX，幹XX，幹XX——」然後（很得意地）快跑離開現場。

　　這個時代，是比聲量的時代，或者比說話大聲的時代。然而，心智障礙者就算大聲說三字經一千次，也沒有人會把它當真，只覺得他「沒教養」、他「有病」，再不然就是「原諒他吧」，然後指著自己的頭，暗示他的「腦袋有問題」。而他大聲咒罵背後的原因從來不被聽見。旁邊的人還自以為很仁慈，先是敷衍旁觀者，再來敷衍他，然後一切回歸原狀，over。天下太平。

　　這就是我說的，當他是成人對待，有多麼難。

　　你說，聽你ㄅㄍㄇ——，的確，不必聽我。不過聽聽這位有 30 年行為支持經歷的 Osgood 先生的話，或許有些不同的想法吧！

　　好了，言歸正傳，現在就請你們享受這一趟知性感性兼具的三溫暖旅程吧。

曾進興

第一章

引言

一、本書要點

　　這本小書針對心智障礙者（含自閉症者）的挑戰行為，提供給讀者可 11
及、可行和實用的建議。我們討論的大問題是：什麼是挑戰行為？我們應
該怎麼看待它？應該怎麼應對它？

　　本書的對象是支持者、父母、照顧者、個案管理者、個人助理及專業
人員。雖然本書不能回答特定個案的議題，但是本書會提供作法與想法，
幫助讀者分析複雜的問題。我們所有的意見都是取自正向行為支持的最佳
實務原則；本書取材自一板一眼的學術文獻和非正式的來源。

　　要知道怎樣應對挑戰行為，必須先了解它為何發生。不明白「為什
麼」，卻問「怎麼做」，只會徒勞無功。其實，我們可以從三個角度來探
討「為什麼」：

　　　1. 當事人健康嗎？他的生活豐富有趣嗎？支持者和他彼此喜歡對方
　　　　 嗎？

　　　2. 當事人可以和別人溝通（被人理解、得到回應）嗎？

　　　3. 挑戰行為出現前、出現後，是否規律性地發生某些事？

　　我從事正向支持的工作達 30 年之久，在這段期間，人們對於挑戰行 12
為的觀念發生了三個轉變：

　　　1. 我們現在明白：挑戰行為對當事人是有意義的，因此，在支持他
　　　　 之前，先要了解這個行為讓他得到什麼。

　　　2. 我們現在明白：挑戰行為就是為了溝通，這表示，教導新行為和

溝通法是必要的；缺乏輔助溝通法的方案行不通。

3. 我們現在明白：生活品質應當是所有支持工作的核心，而不能當成遙不可及的願景。因為少了和睦、友情、選擇、學習和樂趣，人生會非常貧乏。

正常的生活不會是等到挑戰行為消失後，才給人選擇權和機會。這些人被困在艱難的現狀和美好的未來之間；空等只會讓挑戰行為惡化，最後他們乾脆選擇放棄。

本書所依據的「功能性」、「溝通」、「生活品質」等觀念，今天已經成為常識了，是最佳實務的基礎，也是正向行為支持的核心概念。現在的讀者很幸福，因為挑戰行為議題已經累積了大量的知識。為了得到這些知識，許多心智障礙者（不只是專家學者）都走過艱辛的道路，付出了極昂貴的代價（幻滅、傷害、成功）。

現在大家公認，家人（和熟人）是處理挑戰行為的關鍵人物。然而，過去並不是這樣，以前家人的想法和基層支持者的經驗，都被人輕忽，只聽到專家誇誇其談，掩蓋了眾人的聲音。然而，本書主張——優質的行為支持，應該採取「分散式領導」，也就是不能只有一種聲音。分散式的領導風格是，不管資歷和地位，讓更多人參與決定。

領導不會自居專家，教大家如何做；他會傾聽實務者和服務對象的心聲，畢竟連沉默的人也有意見。好領導知道行為會說話，因此他用眼睛和耳朵來傾聽。他知道沉默綁不住人，也知道「服務王國」不懂得傾聽；那裡很多的服務品質不佳，原因不是沉默，而是因為服務對象少了權力。

好領導給人空間表達看法，和人分享權力，共同做決定。好領導不是吩咐，而是引導，知人善任；好領導以身作則，親自示範，解釋道理。

突然露臉 20 分鐘，只會發信、發文、下指令，有功則爭，有過則諉——這不叫領導。蜻蜓點水的專家，偶爾在服務對象的生活中出現，說不上是真正地認識他們。

加拿大社會運動者、教師 David Hingsburger，多年前問一群專家：你「認識」幾個身心障礙的服務對象？當時每個聽眾都隨口胡謅了一個數字，於是他又問了一遍：到底我們「認識」幾個人？我不是當場最聰明的人，不過我認為他的問話有弦外之音，因此我主動地聽了 David 第三遍的問話[1]。我所真正認識的服務對象，少得可恥；「認識」不應只是「相遇」而已。 14

我們和許多人相遇，然而只認識少數人；而認識就是能夠彼此分享興趣、想法、觀點、感受。

真正認識某人，你需要勇氣；你認識某人時，你會知道他重視什麼。你所遇到的人覺得你有價值、有用處時，他才會信任你、和你分享，這樣你才算是真正「認識」他。認識是特權，只給願意付出時間的有心人（參考 Hingsburger, 1996, 1998）。

本書鼓勵讀者，真心認識心智障礙者。帶著一顆真摯的、誠懇的心來認識他們，這點非常重要。這是他們的故事，我們只是配角。縱然我們的學經歷讓我們成為權威者，但在他們的故事當中，我們仍然是配角。

有些人很清楚當事人的狀況，這對支持工作大有益處，但我們卻不願意聽他說話——這就像是到外國參訪，卻不做功課去了解當地的語言、文化、風俗，因而讓自己處於不利的境地。找到本地的人當導遊，對我們的旅行大有幫助。好領導用力聆聽在地的知識，他不會處處強出頭。

二、肥皂劇 15

我成為行為支持者之初，自以為專業知識了不起，也希望別人這樣看

---

1 主動傾聽意味著，不只是聽到表面的意思，而是聽出說話者的本意。主動傾聽是把語詞和行為的意義解碼出來，才可以聽出或看出一個人很沮喪，但是為什麼？只有用心去聽去看去行動，才能顯出我們跟他站在一起。我陪伴一個自閉症年輕人，過了一陣子，看到他皺眉頭。了解之後，才知道皺眉頭表示我說話太快了，太不清楚了。他的行為暗示我：應當說慢一點，讓他有空去想一下。

雖然我們有了很大的進步，對挑戰行為的不當措施減少了，可是戰爭還沒有得勝。經常還會聽到對挑戰行為者的懲罰，把人安置在很遠的機構，甚至發生不應有的死亡案件。

2011 年英國的 BBC 播了名為「全景」（Panorama）的影集，探討一所養護醫院院民受虐的事件。這個養護所隸屬於一家長照機構，也是為股民牟利的工具。刑事調查完成之後，就被起訴。這件事的後果，造成了英國政府政策改弦更張，把有挑戰行為的障礙者從大型機構轉移到社區。政府透過「照護調整」行動，允諾養護醫院的院民可以在別處得到更好的照顧。衛生部宣示，要用社區家園來替代養護醫院。然而，說比做容易。沒完沒了的評估、補助和文宣，浪費了好幾年光陰，部分障礙者的生活的確因為離開了醫院而變得豐富，但是許多心智障礙者的生活還是沒什麼改變。「照護調整」行動的結果，依然是持續的冷漠：人們還是住在離家很遠的地方，他們的聲音仍然被忽略。

三、關於本書

本書不會改變你的生活，但是希望能夠刺激你去思考。思考可能讓你改變怎麼看待挑戰行為，這樣也許會改善更多人的生活。

如果是 30 年前我寫這本書，會是本截然不同的書。我會很強調行為分析的方法，而不那麼重視關係和生活品質；會談更多的數據，而不是人的故事；會提更多行為科學的技巧，而不是選擇的機會。

明知傾聽服務對象的聲音（包括行為）有益處，就沒有藉口把耳朵搗住。當我服務挑戰行為者時，我已經學會親到現場，閉上嘴巴，仔細傾聽；效法別人也用眼睛傾聽。我認識的很多人，都是非口語的溝通者，較少使用口語。用眼睛傾聽好像很奇怪，但它直接切入工作的核心。

過去不分青紅皂白劈頭就蒐集數據的弊病，可以藉由聆聽別人的生命故事來取得平衡。在得到前事和後果的數據前，我會先探詢關係和福祉的

18

問題；我會問什麼讓他們困擾，而不是問獎勵的時程安排（譯者按：這是應用行為分析重要的成分）。

　　本書不時會質疑和批評「機器人」式的作法，這時請記住，我自己也經常做這些有害無益的惡習[4]。毫無例外，會落入「機器人」陷阱，經常是因為工作的負荷太大，但這不能作為藉口。在這些時刻把自身的利益擺在前頭似乎很合理，這意味著別人只能排在第二位。John O'Brien（後面還有更多他的話）寫道：奉行當事人本位的實務者，夾在服務對象和機構（日益上升的服務量）之間，在這種緊張當中生活與工作。要做到當事人本位，就意味著我們被困住了，動彈不得——夾在活生生的臉孔和各種數據之間（O'Brien, 2002）。

　　我從數據王國當中復原過來，這是行為工作者專有的復健歷程。每一天我都有機會更圓熟、更人本——工作上、生活上都如此。

　　本書證明，知道了挑戰行為的源頭之後，我們就能對抗「行為沒有原因」的聲音。挑戰行為總有先兆，通常是很明顯的警告。我們是否看見，並不是重點。

　　一旦知道挑戰行為**何以**一再發生，就可以積極地回應；假如知道挑戰行為**何時**最可能出現，就可以適時以對；假如知道挑戰行為的**後果**，就可以找出替代方法，讓當事人平安輕鬆地達成目的。這會讓挑戰行為的次數減少、嚴重度變輕。

　　總有替代的作法可以讓當事人（和我們）學習。沒人可以保證完全停止挑戰行為（人類無法逆轉學習），但是可以讓它失效。為他找到新方法以滿足願望，享受生活，就可以讓挑戰行為減少、減輕、消失。本書是本輕鬆（詼諧、多悲傷）的指南，幫你達到這個目的。

4　我並不為此感到自豪——反省過去的錯誤，讓我成為當事人本位的實務者。能反省、又持當事人本位的立場，讓我不會過度膨脹自己的意見。

四、誰影響了作者的想法？

每個人都有自己的英雄——會讓我們停下腳步思考，並且影響想法的人。本書最棒的部分取自別人的作品，然而所有的錯誤都由我自己來承擔。有一位美國心理學者 Herb Lovett 很久以前（在古老的 1990 年代），曾經說過，服務王國有學習困難，一些機構無法從服務對象那裡學到任何東西。挑戰行為者不易相處，但不表示，他們應該被貶抑，他們的經驗、痛苦和天賦該被漠視。

Lovett 深入地討論了對這些人最好的支持方式。他說，社區不只是一個地方，更是與別人連結的方法。他主張，社區不只是一個住所，而是一種生活方式。Lovett 敢於感性地應用科學知識，敢於提到愛。

Lovett 敢於質問行為學派的應用情形——他認為，在減少挑戰行為時，太容易忽視當事人的生活情形。他認為，嫌惡法、處罰、人身壓制、藥物等手段被過度使用了，而充斥著漠視當事人、不人道的作法。他認為，現今的服務已經到了失去人性的地步了。介入法基於診斷（而非當事人），毫無幫助。現狀並不由專案經理、委員、機構，而是想在貧乏中活下去的當事人來承擔代價。Lovett 的論點是，狹隘地聚焦在行為上，會見樹不見林，忽略了當事人重要的事——例如，過更好的生活。聚焦在數據上，讓我們看不到人性。

圖表不能真正描述一個人，散布圖只是紙上的墨跡；這些東西的確會讓人知道我們的服務內容。然而，如果不去思考生活品質，而只把人縮小為診斷或問題時，我們就失去了人性的視野了。在 Lovett 看來，如何支持挑戰行為者是個社會正義的議題，而不只是臨床的問題（Lovett, 1996）。

太多的研究都已經證明，缺乏友伴和有限的社交網路是有害的狀況（Forrester-Jones et al., 2006）。如果我們一心想做好支持工作，無聊、被動、沒人關心的生活，絕對不是一條我們想走的路（Mansell & Beadle-

Brown, 2012）。無論機構的品質如何，假如沒有不斷更新的支持工作，就會像官僚機構越來越腐敗，變成製造臨床災難的工廠。服務對象對於支持者的組織效率，和對於選擇權和發聲，或許同樣看重；這樣一來，可能會有難以預測的後果（或自由）。假如社會福利機構足夠重視讓人過有趣的生活，就像其他問題那樣看重，更多的人（甚至包括支持者和家長）會得到更好的支持（European Intellectual Disability Research Network, 2003）。

David Pitonyak 協助支持者更有效的工作，他說，唯一真正的障礙是孤獨感，它讓人被隔絕了。Pitonyak 質疑，為了達到自立生活的目的，我們會不會也同時創造了許多孤島呢（Pitonyak, 2010b）。他的文章強調歸屬感、夥伴關係，以及實證本位的介入，這些都成為本書的養分。Pitonyak 說，面對挑戰行為時，常常忽略掉一個重要的面向，就是確保我們考慮到支持者本身的福祉。有沒有支持支持者、家長、手足等人的方案？如果沒有，為什麼？

很多障礙者依賴機構，也就是依賴他人。因此單位在提供服務上就要到位，以滿足當事人的需要。是否到位，自始至終就是一個複雜的問題；首先，是誰定義了所謂到位的服務是什麼：是會計、委員，還是機構住民？如果是前面兩位定於一尊，那麼經理導向派就贏了，而在財務數字和盈虧帳目的戰場上，人性就輸了。不能把人的生活當成商業來經營。Pitonyak（和一些人）認為，除了好的臨床意見之外，服務對象的觀點也應該被納入考慮。

人多嘴雜不一定是壞事，可以讓人變得更安全，生活經驗更豐富。通常和心智障礙者相處的人都是花錢請來的。在英國，障礙者其實生活在市場經濟裡——在當中他們不是客戶，而只是經濟單元和資產。O'Brien 寫道，在這種迷思當中，找出真正的人，是非常重要的。真正重要的事情就是有個好的生活品質（O'Brien, 1987）。O'Brien 夫妻的作品深深地影響了我。本書的主旨在於提醒大家，挑戰行為者也是完整的人，不應該只因他

22

的行為就讓我們放鬆努力，他不只是讓（經理人日後）退休年金基金成長的人。

五、心智障礙怎麼了？自閉症是什麼？

本書討論挑戰行為；人讓行為發生，所以要了解行為，必須先了解人和環境。自閉症和智能障礙對人的影響深遠，所以定義這些詞彙很重要。

「學習障礙」（譯者按：英國使用這個詞指稱智能障礙）多半使人聯想到無法學習的人，這是不對的。學習障礙者如果遇到會教的老師，其實還是可以學習的，只是比較慢而且需要得到更多的機會。國際上，學習困難是指特定的學習障礙，例如失讀症。為了和世界接軌，英國逐漸使用「智能與發展障礙」（IDD）一詞來取代學習障礙，本書將使用「心智障礙」一詞來替代。

「障礙」一詞令我反感，我比較喜歡使用「差異」一詞。「智能與發展障礙」是國際通用的詞彙，可以更精準地說明我們的主要概念，其特徵有：成人期之前出現、是技能或學習上的顯著差異、有賴持續的支持。簡單地說，智能障礙表示智商低於70且某個生活層面上需要旁人的支持（請注意，智商是個備受爭議的概念，而且很難做到精準測量）。輕度心智障礙者，可以享有高品質的獨立生活，而不必太多的協助。心智障礙程度越重，越需要旁人的同理心和在能力上的協助。

心智障礙兼有遺傳生物與社會因素，挑戰行為也是如此。我們很容易把孩子的行為歸因於他們的障礙，卻忘了他們可能只是不快樂或牙齒痛。這種過度的歸因表示我們只看見最明顯的問題，而忽略掉在房間裡的大象（潛在的問題）。應該確保不要只考慮當事人的診斷標籤。重點是，心智障礙並非決定他們能或不能做什麼的主因。

然而，不管我們怎麼想，身心障礙的標籤確實形塑了我們的思想和行為，也影響著我們如何對待障礙者。知道他的特徵有助於我們了解他，但

不要忽視他的獨特性。我有長處（例如烹調、游泳、十年來迴避撰寫本書），也有短處[5]（不關心自己的事、用 Tom Waits 大跳義大利土風舞、不懂發問、吃得少……還有很多很多）。因此，你也許會說，我的技能側面圖不平均。我舞跳得不好，但可以很熱情地拖著腳步舞動。況且，跳舞之外還有其他娛樂的方法。人類的各種能力很多元，就像秋天樹林裡的土地那樣繽紛多彩。每個人都擁有像馬賽克般的各種能力，而這些能力由他的住處和同伴等因素所驅動。這並不表示，有特殊問題的個人不需要特殊的專業協助。這只表示，全體適用的解方，不如量身訂作的方法來得有幫助。全體適用的解方在組織事物時，很吸引人；只是結果也常常會打折扣。我可以這麼說，汽車或飛機裡，平均的容腳空間根本不合我的身高。

　　至於自閉症，我按照目前大家的習慣，在使用自閉症這個標籤時，我會說自閉症兒童、自閉症成人或自閉症者（譯者按：為了行文的通暢，譯者使用「心智障礙者」囊括「智能障礙者和自閉症者」）。整本書常常提到自閉症。自閉症對不同的人有不同的含義，大多數的人認為，這是因為神經結構的差異，造成某些人用不同於常人（neurotypicals）的方法，來體驗這個世界。自閉症沒有缺少什麼、不是障礙，他只是不同。自閉症者用他的本相來看世界，然而非自閉症者依照自己的願望看世界。

六、挑戰行為是什麼？

　　行為讓福祉、健康、社會規範受到危害，並影響到人際關係和地位的，就是挑戰行為（譯者按：挑戰行為在本地並不通用，多數人使用「行為問題」或「問題行為」來稱呼）。它讓人感到困擾，甚至威脅到生命——挑戰行為很有影響力；它是一個總結性的標籤，涵蓋了一大堆傷害性或破壞性的行為。以下列舉出挑戰行為；相關因素有：當事人是誰、在哪

5　雖然這麼說也會有問題：誰能定奪、又憑什麼標準？

裡、次數、強度、是否了解發生的原因。

1. 咒罵。

2. 尖叫。

3. 打人。

4. 踢人。

5. 拉扯頭髮。

6. 自傷。

7. 吃有害的東西。

8. 逃家。

9. 退縮。

10. 不理他人。

通常的情況是，當事人無意造成傷害，也不知道他的行為具有挑戰性；他可能覺得他的行為是為了自己做決定，為了保護自己，為了表達自己；也可能都不是。挑戰行為是真實的，也是「社會的建構」——意思是當眾口一聲時，它就是挑戰行為了。喝酒抽菸對某個年輕人和朋友而言根本不是問題，然而，對於不抽菸的鄰居或老師來說，這可能就是挑戰行為了；連醫生也認為這有風險。就年輕人而言，他人的忠告是無法忍受的挑戰，對他獨立的人格來說也具有傷害性。

在某處不適當的行為（例如在超商冷凍食品區脫衣），在另外一個場合可能是合適的（脫衣睡覺）。某項行為是否屬於挑戰行為受到社會規範影響。問題是，誰來決定？還有，你被貼標籤之後，會發生什麼事？對這樣的標記，你可以申訴嗎？

即便不認識你的人說你的行為具有挑戰性，那個行為對你還是有意義的。不管怎樣不尋常、後遺症很大，那個行為都具有適應性，它有效果，也符合情境。你會持續使用它，一直到學到別的替代行為為止。而且儘管你也學到了替代的行為，你還是會選擇最有效的，也就是最有影響力的行

為來表現。

結果是，挑戰行為的意義充滿爭議和政治化，自傷的年輕人也許被精神科醫師診斷為「精神疾病患者」，被心理師診斷為「行為障礙者」，被某些人標記為「適應機制」有困難的人。挑戰行為言人人殊，寫病例追蹤當事人病史的人看起來影響力最大。這類的診斷標籤把弱勢者的歷史弄髒了，好像塑膠產品污染了海洋：兩者都造成傷害，都把你拖下去，都變成你的一部分，都可以把你殺死。

「挑戰行為基金會」（CBF）是英國有領導力的慈善組織，支持有挑戰行為的心智障礙者家庭。CBF估計英國重度心智障礙者當中至少有三萬人是挑戰行為者。在更多輕中度心智障礙者兒童當中，挑戰行為是他們的特徵之一。挑戰行為代價很高，損耗了資源、時間、精力和幸福，是家長關切的焦點，全世界專家工作的重心。這個問題，全世界到處都存在。

26

七、什麼原因導致挑戰行為？

原因不勝枚舉，原因的重要性也因人而異。有很強烈的證據說，多數挑戰行為是學來的，受到簡易的增強而維繫著。本書用很大的篇幅討論這些生態（環境）的因素。我們之所以常舉生態因素（當事人周邊的人物、場所）來解釋挑戰行為，是因為當事人和環境的融合程度，對於了解挑戰行為的原因至關重要。如果兩者之間有了衝突，就會看到挑戰行為的發生。

我們應當考慮以下的環境因素，然後想法子加以補救：

1. 當事人是否可以接觸到他喜歡的活動、食物及人物？

2. 當事人是否可以參與決定和選擇？

3. 當事人的生活是否有結構性及可預測性，但並不是制式化的嚴格作息表（他們需要的是可依循的作息表，而不是嚴密的管理規則）？

4. 當事人是否有溝通能力、是否有參與的機會？

5. 環境的噪音程度、光亮的情形、忙亂和不可預測的程度？

6. 那裡的人是否有合理的期望，對當事人是否有足夠的認識：也就是足夠的信任感跟彼此的和諧度？

有一些原因是屬於個人內在的。醫療的問題，例如病痛，會讓人對於事物的容忍度降低（我的家人知道，我擁有「壞脾氣」的博士學位，當我罹患了無藥可救的「男人熱症」）。想要確認當事人感到痛苦並不容易，因為有時候他無法直接告訴我們，我們只能從行為變化去尋找線索。醫療檢查有助於排除這樣的可能性，例如，他也許並不具有自傷的先天傾向，他可能只是牙齒痛而已。有些遺傳或生理因素對行為也會有影響。因此，健康檢查、生活品質的監測，都是了解挑戰行為原因的第一步。

其他的個人因素有情緒和心理健康。感受及思維很重要，都會影響行為。自我觀念、歸屬感、人際關係、溝通能力、慾望動機，都會影響行為。整本書敦促大家在行為評量之前，要好好的找到房間裡的大象。

假如你的溝通良好、生活有趣、基本需要都滿足了，挑戰行為的可能性就降低了，或許就不需要支持措施了。

結論是，挑戰行為經常是抱怨，表示他的生活出了一些錯。我們應該重新安排當事人過幸福生活的需求，而不是責怪他的挑戰行為——那也許是你可以聽見的唯一語言。

八、為什麼挑戰行為沒完沒了？

後果是取得或逃避事物的行為都會持久。如果當事人有挑戰行為，表示那個行為已經持續一段時間了（你聽過「增強」一詞了吧，它就是這個意思）。只要家長學會教養的新招式，兒童也學會了新的適應方法，他就可以安然度過「可怕的兩歲」。他不是自己長大的，是我們養大的。會說話就會減少尖叫，前提是學會說話。如果沒有更有效的方法滿足需要，他

還是會繼續尖叫。

　　你我都曾是像聖人般無可指摘的青少年，不像其他糟糕的青少年，不是嗎？年輕人不再使壞，是因為他們學到其他新想法和新作法（有個年輕人如此告白：「長大就是學習」）。除非我們學會新的方法，要不然我們會繼續做行得通的方法，也許是尖叫、打人、使性子，好消息是：我們可以教導，還有學會新的把戲。

　　如果我們不被理睬、沒人傾聽、沒人愛、痛苦沒人注意時，我們很可能像兩歲屁孩一樣地耍脾氣。有如瑞士萬用刀，需要時從行為庫存中叫出使用；為了應付常見的狀況而準備多種的行為，任君選擇。

　　很多心智障礙者拚勁學習新方法，而很多支持者也拚老命去學怎樣教導。當沒有其他的選擇時，有用的積習難改。例如，問問題時沒人聽，但尖叫就很管用，所以因為有人聽，我的尖叫就被增強了，於是尖叫對我來說就一直很有用了。所以到底行為是由於失去學習的能力，還是我們失去教導的能力呢？

　　我們忘了我們所會的每一件事其實都是學來的，例如：表達、問題、開車、寫字、唱歌、讀書。不必期待孩子會自動守規矩。我們製造、也形塑了我們的孩子。我們教孩子什麼，他們長大就表現出什麼。如果沒有替代方法，挑戰行為可以持續很久。一旦被增強，挑戰行為可以持續很久很久。

九、「不乖就責罵，至少在我是很有效的。」

　　真的嗎？我們都從界線當中獲得益處，也學到了是非之別，好的和壞的行為差異。不過，生活遠比我們願意承認的更加複雜。有時候，合宜行為的規則是由你們是誰（而不是由我們做了什麼）來決定的。叫人停止他的行為，而那個是唯一他知道怎麼做的行為，就好像責罵一個紐西蘭的五歲孩子說他的土話，雖然那個土話不被外人所了解。

再說，懲罰是會得到反效果的，就算我們不計「大欺小、強凌弱」是不對的道德原則。倘若一個孩子老是擔心受責，他會有怎樣的自我概念？就算沒有透過正式的教導，人還是有本事學習，所以兒時偶然的經驗可以伴隨我們一生之久。有人學到了喜歡受罰，因為任何形式的（贏得）注意仍是注意，即使原來的用意是斥責；難道我們真的希望製造出喜歡受罰的人類嗎？這是代代相傳、永不休止的一項（人類的）本事。

把讚許、界線、溝通收回去，我們很輕易就可以扭曲孩子的心；不用頭腦的漫天怒罵、明褒暗貶，只會留下心靈的傷疤。我曾經和許多這樣的人共事過，他們唯一的擁抱是身體的約制，他們喜歡傷害他人的情感。

許多人因為受到處罰，他們的生命扭曲成殘忍的樣子。我個人卑微的認為，行為科學在現實生活的應用上被誤用，而棍棒會教壞孩子。

我們折磨孩子，而不單是讓孩子去承受折磨。我們要好好想想：我們可不能將這種權威主義的心態怪到老天爺身上（Blaug, 2000）。

十、什麼是正向行為支持？

正向行為支持（PBS）是一種方法的總稱，目標是積極了解和應對挑戰行為。所謂積極，重點是不使用懲罰或「嫌惡」——讓人不舒服——的方法養成新行為。本書會使用 PBS 來稱呼這個方法。

PBS 之所以會出現，是對目前習慣作法的反彈；過去大家過度使用嫌惡法來處理挑戰行為。嫌惡法是不尊重人性尊嚴的方法，包括：

30

1. 身體的約束。
2. 傷害。
3. 用藥物讓人遲鈍。
4. 威脅逼迫。
5. 隔離。
6. 拿走當事人重要的事物。

7. 管理行為而非支持當事人。

很多介入措施的重點都是事後補救，就好比等到馬逃走了之後才想到要把馬廄的門弄得牢固些（亡羊補牢）。出現行為挑戰的人被隔離（time out）是常見的作法，因為在那裡沒人關心，而且他們喜歡的事物被拿走了。PBS 鼓勵人們更多參與（time in），而不是隔離。PBS 要建造人的能力，而非懲罰。

如果有人問我 PBS 是什麼，我的回答是，抓住當事人表現好的時機，增強正面的行為，而非懲罰負面的行為。如果他沒有挑戰行為時，給予更多的關注，就會減少頭痛的時刻了。如果教導他，讓他明白，不用挑戰行為就可以得到要的東西，也可以迴避討厭的事。

給人留有餘地，而不是把人塞在固定的坑洞裡，生活才會好過一些，也不用那麼花錢。

正向行為支持有很多定義，但是要點不外乎：

1. 改善生活型態，協助當事人過他喜愛的生活。
2. 藉由功能評量找出挑戰行為的原因。
3. 借助多種方法介入，有如馬賽克拼貼成和諧的畫面。
4. 為當事人量身訂作生活環境，叫做「生態環境的調整」。
5. 安排環境以免除衝突，叫做「前事介入策略」。
6. 教導當事人和支持者新技能。
7. 用他所喜歡的人事物來豐富生活。
8. 不使用嫌惡策略或懲罰。
9. 眼光要長遠：正向行為支持著眼於改變未來。
10. 當事人的聲音和支持者一樣重要。
11. 正向行為支持兼容並蓄，融合多種介入主張，例如：當事人本位、心理觀、護理觀，以及其他各種觀點（MacDonald & McGill, 2013）。

31

PBS融合了應用行為分析（ABA）以及價值導向的觀點。這樣的科學與人文觀點的組合有時會不協調（Kincaid, 2017），然而融合了多種觀點之後，ABA 變得更加豐富了。對服務對象及其家人而言，PBS 想用不羞辱、不傷害的方式，滿足當事人的需要過上好生活（Carr et al., 1999）。

若是排除當事人本位的方法實施評量，服務不重視溝通和生活品質，把懲罰當手段，不把家人親友當作夥伴，讓人無法接觸到他需要的人事物，這樣就沒資格說他用了 PBS 的方法。那種服務毫無效能、守舊又失去信用。

冒牌貨很容易認出來，因為他們有跡可循。有些單位雖然貼上正向支持的標籤，但他們思想陳腐、方法老舊，只是掛羊頭賣狗肉。

32　你一定聽過愚人金，讓我告訴你世界上也存在著「愚人的PBS」——表面上閃閃發亮，然而對住在那裡的人而言，它很快就褪色了。要宣稱PBS 很容易，但要把它做得好其實相當困難。

十一、何謂生活品質？

生活品質是主觀經驗的描述。讓生活有趣、有意義的事物，你我不同。生活品質有許多操作定義，而我的定義是，讓當事人過著主動有趣的生活，享有平等的人際關係，住在自己喜歡的地方。

心智障礙者通常無法享有和同儕相等的生活品質。本應協助他的體制，卻也帶給他不少的限制，例如：機會受限、貧窮、歧視、無力感。挑戰行為者易遭不公平對待，很少享有意義的生活。

英文常用QoL這簡稱來說明生活品質。期刊、書本使用簡稱沒問題，但是在真實的生活裡這就不好了。簡稱給人的感覺是專業術語，而且讓人在思考上偷懶。在真實生活的應用上，最好還是把這個詞完整的說出來。當你想要改進生活品質時，真的沒有任何的捷徑。簡稱或縮寫不能完整的表達這個詞的含義。在生活品質這方面馬虎不得，服務單位有責任提升當

事人的生活品質。對它採取輕忽的態度，是沒有公理的事。

O'Brien 認為，在評量某人的生活品質時，應考慮五項重要原則（O'Brien, 1987）。這些問題在今天仍然重要，但是一如以往，我們一直沒有把生活品質的提升作為我們的中心任務。

1. 支持服務是否尊重當事人的選擇？（當事人無法清楚告知時，我們能否解釋：我們的作法符合他的意願？）

2. 支持服務是否使他和社區產生了連結？

3. 支持服務是否使他成為社區的一員，而不是邊緣人？

4. 提升技能可以增加未來的選項，那麼我們是否努力提升當事人的技能？

5. 無論大小事，我們是否尊重當事人的尊嚴？

十二、展望

本書總結 30 年的經驗並且根據當前的研究文獻，採用輕鬆、愉快、知性的態度來寫作。本書提到讓人憂心和高興的情況，也倡議如何幫助挑戰行為者。在進入戰場與機器人和人類相遇前，我們要先找尋那些看不到的大象。一路上，我們都會站在肥皂箱上，對不公平發出怒吼，伸張熱情，探索如何用簡單的辦法來解釋挑戰行為背後的意涵，然後提出支持的策略，這樣我們就不需要絕望地在地上翻滾。這樣就不需要打開安全網了。

第二章

權利宣言

許多書的作者有很強的使命感和偏見。有些作者會清楚地表明他們的偏見，在這裡我要公開我的偏見。

1. **要求專家做出對你有益的決定，既是你的權利，也是對的事。**最懂你的專家，就是你自己、家人和朋友、知己者和信任者。專業人員要懂得和真正的專家一起協力，才能切合你的需要。別以為其他人會有現成的答案。你要遠離說「醫院和評量中心是答案」的人；把人關起來也不是正確的答案。這些場所其實就是問題，他們誘使我們放棄了自己原本就有的應對能力。要提供給嚴重挑戰行為者優質的生活和良好的支持，家庭和學校完全是可以做得到的。只要夠努力、有願景、有團隊合作，理想就會實現，世界各地的人也可以做見證。別讓人偷了、甚至擊垮你的信念，一定相信你可以解決問題。（譯者按：本書的對象主要是支持者，有時是服務對象或家長，這裡的「你」是指服務對象或家人。）

2. **直搗困難的核心，而不被挑戰行為的表面所誤導，既是你的權利，也是對的事。**對於讓人驚駭、感到怪異、心裡討厭的事會過度反應，是人之常情，何必羞愧。所以，別只想要修正行為，更要扭轉生活，這樣行為自然就會轉正了。別盡只蒐集挑戰行為的事證，也應當記錄「好家在」的好行為。一但知道好行為發生的原因，就想辦法讓它更頻繁地發生。也就是：看「壞」，也要看「好」；其實，挑戰行為只占生活中極小的一部分。這個原則的精神就是，任由環境崩壞於不顧，行為又怎能得以翻轉呢？連當事人的生活

品質都改善不了，我們的工作又有什麼價值呢？

3. **查明挑戰行為背後的信息，既是你的權利，也是對的事**。可以用當事人本位功能評量或其他方法查清楚。挑戰行為經常代表的是抱怨；就算我們已經很努力了，也沒法滿足對方。要聽得懂這種怨言並不容易，特別是當挑戰行為發生在累斃了的半夜時。它一再地被增強，顯然當事人想要藉此表達些什麼。所以，我們要懂得傾聽，找尋線索，找出答案；重點是，要用正向的態度，樂觀面對未來。

4. **支持措施的憑據是你的喜好和你的需求，既是你的權利，也是對的事**。支持舉措應當做到當事人本位，針對當事人的獨特喜好、天性和需要。為當事人量身訂作，而非削足適履。拿出人性來對待受苦中的人；行為科學是我們的幫手，但不是唯一的。

5. **維護權利是正確的**。為了維護當事人或家屬的權利，有時必須眾志成城；權利是爭取來的。挑戰行為者和其他人一樣有人權，也是多元社會裡的一個完整的成員。挑戰行為者的家庭也是合法的家庭，他們有權獲得融入自身文化習俗的支持措施。容許他們來表達質疑，也停止假裝所有的機構、家長、專業者都是好的。沒人完美無瑕，團結才有力量。

6. **挑戰行為就是一種行為，不必視為病態**。挑戰行為就這樣發生了，星星之火，可以燎原。不知不覺中，挑戰行為就習以為常了——甚至讓人以為他的本性如此，而忘了它也是學來的。其實人人都能學習，不是為著逃避某事，就是為著爭取某物。查明挑戰行為的影響因素，就知道如何防範、支持、回應或教導替代法。不明白行為的原因，我們的反應可能火上加油，弄巧成拙。最後，挑戰行為絕非是對你挑釁的行為（不是故意要去激怒你的行為）。

7. **容許家人參與，讓他們得到高品質的諮詢和積極的支持**。別讓家

人覺得沒有資格為孩子發聲。最明智的意見，往往是出自低薪的教保員（或助理）和無薪的家長。應當把他們當成夥伴一起協力工作，就算你認為他是個屁[1]。（其實是個屁也有高價值的知識跟見解，雖然他們表達的方式常常難以讓人接受。）記住，即使是屁也有它的用處（Sutton, 2010）。

8. **應當挑戰不合人道的方法**。不應該容忍挑戰行為者受到歧視。良好的支持措施會避免處罰，培養能力（如溝通），創造機會，提升歸屬感，促進生活品質，同時減少孤獨感和隔離。好的支持措施告別嚴厲，讓人寫下美好的故事。

9. 最後是「別做錯事的宣言」：

(1)不去嘗試優質的生活是錯的。

(2)剝奪事物、造成傷害、讓人不安都是錯的。

(3)讓人覺得自己很糟糕是錯的。

(4)讓人隨意控制你所珍視的事物是錯的。

(5)不能參與自己生活的決定是錯的。

(6)自己的人權被侵害是錯的。

(7)明知環境不當卻不去改善是錯的。

(8)被告知你沒有學習的能力是錯的。

(9)沒有辦法做出任何貢獻是錯的。

(10)不去質問挑戰行為是錯的；認為挑戰行為是不可避免的是錯的。

38

---

1 如果你被「屁」字冒犯了，我向你道歉。為心智障礙者工作多年，其實令人冒犯的事很多，諸如：隔離、歧視、各種虐待──性、金錢、情緒、身體等──濫用藥物、身體約束、漠視。說髒話其實還沒那麼嚴重呢！

本章要點

1. 挑戰行為出現時，人權並不因而終止。

2. 應該以當事人本位與實證本位的方法來支持當事人。

3. 應該透過協商來提供支持。

第三章

協力合作或各行其是？

　　坐下來坦率地討論問題，才有機會分享彼此的經驗、看法和解答，其實沒有哪個人或哪個團體全知全能。一夫當關，難敵挑戰行為，這是因為它會造成極度的混亂。支持者和家長各有難念的經，以下這兩封信反映出多年來我所聽到的心聲。我想，除了兩造協力合作以外，別無它法。

一、支持者的觀點：致家長的一封信

親愛的家長：

　　我沒魔法棒；我是需求高但量有限的資源。一如殯葬業者或助產士，我永遠不會失業，而且我的時間非常寶貴。主管用服務人數，家長以諮詢的效果和時間的長短，來衡量我的績效。然而，我注定讓每個人失望。

　　我結訓接案時，首當其衝的就是時間分配的問題，那時我必須自我分割。原本我以為我有自由發揮的空間，事實上，我常常心有餘而力不足。（挺諷刺的，我們雖然自詡為服務提供者，實際上我們更在乎捍衛自身機構的利益。）

　　面對面也好、打電話也罷，你非常盼望我現身在你面前。我理解，你不想孤軍奮戰，需要援手，然而我也無力解決你每一個問題。我用專家的口吻說教，滿嘴「我知道你的感受」，其實我並不懂你的心，所以你很挫折。我被訓練成這副德性，我也知道這樣很虛假。你也許注意到，我現在不用「個案」或「案主」這樣的字眼——這算不算進步呢？

　　我職涯的一部分被「責任績效」給綁架了：我必須重複記錄每一件事。文書狂伴隨著日益壯大的恐懼：如果出了錯，而紀錄上最後有我的簽

名，我將被拷問：我是誰？我究竟做了什麼？謝天謝地，我們支持者很少被認真問責。

既然少了魔法，我們支持者習慣與人保持距離，甚至有點冷漠。我們寧可不通人情，也不願意被傷害。我無法扭轉障礙，我也沒能力修補破碎的心或婚姻（轉介可以）。

如果你覺得我的期望很低，那麼我很抱歉，我覺得自己真的微不足道。我可以試著突破障礙，突破既有的框架來成就「以人為本」的服務工作，但是大家都知道組織文化是怎麼回事（它讓你覺得自己很笨）。我可以想辦法給你所需要的，而不只是去調整你的期望。我可以對你坦白，不用奇怪的語言對你說話。最後，我可以試著把訓練、經驗、直覺帶給我的，自在地傳達給你，畢竟每一天你都需要一些想法。

當你問我你應該做些什麼，也許出於自我懷疑或恐懼，或者為了維護我的名聲、保全我的工作，我會說：「很抱歉，我沒有一絲線索。我不了解這個人，還不了解。但是，你跟我，我們可以一起想出辦法來」。

41
二、家長的觀點：致支持者的一封信

親愛的支持者：

我知道你很忙，因此我長話短說，盡量說得婉轉。謝謝你問我過得好不好，這讓人錯愕，畢竟能夠安度每一天，就要謝天謝地了。你這麼一問，讓我覺得理應過得比其他家庭好，讓我哭笑不得。希望這麼說沒冒犯到你。難得你來問候，畢竟時間寶貴，工作繁重如你居然來問候我，讓人覺得受寵若驚。

你在火車站看過「注意月台間隙」的警語嗎？我常開玩笑說，應該把它貼在我家門口：我們的步調很緊湊，每次跟支持者的會面，都像是急著讓乘客上車的臨停一樣。注意月台間隙——我們要上路了。

有了這個孩子，我們很感恩；但是我們累了，也變得很煩躁。多年來

我們一直設法讓人遵守諾言、做出合乎人情的決定，但是我們飽受挫折。（如果你感到我在說教，我向你道歉。）你曾經說過，我們會經驗到創傷，還有身心障礙帶來的折磨，我們一直在等待這樣的事。11 年過去了，我們累了，筋疲力竭，不過我們會堅持下去，也不後悔生下這個特別、漂亮的女兒。我知道，人們很難不注意到她，但卻也很容易忽視她。

　　我們的需要是：一家人毫無保留地共同面對障礙及挑戰行為。就像所有的家庭一樣，我們希望家人有更多時間聚在一起。希望從你那裡得到的是，你跟我們站在一起。希望你仔細聽我們的聲音，及時出主意。要的不是斬釘截鐵的答案，不是含糊的話語，也不需要批評和指責。像正常人一樣地說話，誠實、不繞圈子、不迴避問題。必要時我們需要幫助：多一雙手、一個假期、給其他孩子時間。想求問、慶功、分享害怕、吐苦水時，我們要找到能幹的人來說話。

　　我們意識到，一不小心我們就會陷入孤立。支持者往往讓人失望，或許這是因為他們的工作性質使然。有時也覺得教育體制很讓人挫敗。我確信你常會遇到很糟糕的人，有時是你所服務的家庭，有時是你的同行[1]。不要把人跟人之間的不愉快當作一回事，得饒人處且饒人，停止抱怨我們，跟我們站在一起吧！

　　上回我們見面的時候，有一個實習生跟著你，你問我們有什麼話要對他說。告訴他，我們歡迎他，並不是他的資格很棒，而是因為他是我們寶貴的資產。每一次探訪、每一個郵件，他都應該贏得尊重，而學位並不保證他會贏得尊重。告訴他，當他完成學業時，他會變成半獸人：一半是人，另一半是心智障礙的家庭將要依賴的專業怪物。告訴他，記住，他薪水的終極來源就是我們：我們的女兒和她的父母。

　　告訴他，數字很重要，但是故事才會讓人學到真實的事物。愛那些挑

42

---

1 糟糕的家長和糟糕的專業人員所佔的比例大致相當（Clements, 2013）。

戰行為者並不容易，但可以很喜樂。他的作為可以建造我們，也可以破碎我們。告訴他，他擁有聽到我們故事的特權。身心障礙者是有未來盼望的人，身心障礙者的家庭永遠都是一家人：我們不會放棄作為女兒父母的身分。記住，障礙的診斷並不會使愛消失。

　　告訴他，他所重視的，未必是我們所重視的。在衡量他的績效時，家人所看重的未必是他的老闆所看重的，這裡有意見的不同。他必須學習不覺得被冒犯：因為他代表的可能是一個有時缺乏心肝的體系。他必須學會坦然面對，他必須懂得注意間隙。告訴他記住，家庭要付出很大的心力才能找到援助，但是他可以在旦夕之間就毀掉信任。

　　告訴他，儘管融合教育、社區照顧的口號滿天飛舞，真正明白他在做什麼的、「以人為本」的專業人士是稀有動物。告訴他，對障礙者有意義的小事物，對他而言確實小，但是對我們來說意義重大。告訴他，我們是真正的專家：他只是一知半解的路人甲；他並不真正認識我們。

43　　告訴他，當事情亂了套的時候，即便是晚上 9:00，也請他來看我們。告訴他，當我們的女兒像早鳥一樣起床，把枕頭丟在我們的頭上嬉鬧時，既使是清晨 4:30 也請他來看我們。告訴他，當她被她所不理解的世界嚇得大吼大叫時，當她每天從周圍的人那裡受到殘忍的對待時，請他過來坐在旁邊。告訴他，生命並不公平，告訴他不要在已有的不公義上添加柴火。如果在來的路上他能順便帶來一杯咖啡，那麼他會受到更大的歡迎。

　　告訴他記住，我們的女兒有名有姓，是一個完整的人，她獲得極大的愛，而她也很愛我們。

本章要點

1. 挑戰行為不易理解。

2. 信任關係是分享知識的前提。

3. 我們希望被認真對待，自然也應認真對待他人。

4. 透過協商可以達到異中求同。

5. 工作人員太忙以致容易給人不傾聽的印象。

6. 太忙的家人給人咄咄逼人的印象，其實他們需要的只是好的支持。

第四章

怪異的溝通：
行為就算糟透了仍是有跡可循

一、溝通

　　在我們的生活中，溝通至關重要，如同空氣，無所不在，但又看不見，因而常被人輕忽。我們對溝通常不以為意，視之為當然。

　　同一個社群用相同的符碼（語言），了解彼此，分享想法和自己的事。如果沒有共同的符碼，人們就產生隔閡，無法理解他人的意圖和想法。沒錯，遇到說不同語言者，我們覺得受困，不解其意，而感到孤單怨懟。即便熟悉那個語言，某些深奧的意義變化也可能帶來困擾。任何技能都有兩面，溝通技能也不例外，既可用來分享思想和感情，也用來混淆視聽、說謊、霸凌和責怪別人。

　　日常言談中，我們大致清楚各自所表達的意思。即便說起話來含糊不清，我們仍然希望對方了解我們。很多心智障礙者，若未予以協助，就無法產生日常的語言；這樣無口語的障礙者為數頗多，而無口語會帶來混亂和不幸。這些人儘管與你同處一室，但好像住在平行宇宙裡，無數的字詞、快速的談話、抽象隱晦的含義讓他們無所適從；如果沒有經過教導，他們無法使用語言溝通。正規的語言是一套符號，語音就是傳達概念的符號。「糖」這個字不會讓舌頭變甜，認得它的人就知道意思。

　　幸好人類是極有智慧的靈長類，並不單單依賴正規的語言；畢竟還存在別種溝通的符號，例如，手勢、圖片、符號。很多人使用各種符號來溝

通，分享（或混淆）自己的意圖。也有人使用「非符號的」溝通法表意，例如：身體語言、手勢、臉部表情；也就是所謂的行為。

兒童在會說話以前就會溝通了，成人也常無言溝通。行為開始時沒什麼含意，也就是沒有傳意的作用，但隨著時間的流逝，根據別人的回饋，我們會修正行為來傳遞意思。只要人聚在一起，任何行為都可以長出意思來，不管那個意思有多麼隱晦、委婉抑或明顯。這就是為什麼好朋友可以在人群吵雜的聚集當中，透過眼神、手勢或身體語言進行「對話」。溝通即把自己推銷出去的交易。

溝通是兩個人在試誤式的來回互動之後就生出意義的過程。我的孩子還是寶寶時，最初的哭聲並不是有意叫我抱抱、惜惜。他哭，純粹出於餓了或冷了的不舒服；可是我解讀為他在爭取我的注意，叫我做餵飽、清理、保暖的動作。我為什麼這樣做？不是我很棒，只是這樣做可以讓他快點安靜下來，孩子也就學會了儘管哭，哭可以帶來回應。20 年過去了，現在我跟他們說男朋友、氣候變遷、大學荒謬的高學費，甚至是佛陀的人生哲理。兒童期的互動會急速升級，變得很複雜。

幼兒期基礎的規則——我重視你，所以我回應你——之後成為各種技能的基礎，也是信任感與和諧關係的來源。假如我對孩子無意的行為——哭——不回應的話，我不敢想像他（或我）會變成什麼樣子。這裡的教訓就是：很多重要的學習都是自然而然的發生了，在正規的溝通符號還沒長出來之前，必須先有非正規的不具意圖的行為。

粗心不回應會讓幼兒非意圖的行為胎死腹中，而得不到回應的溝通行為，就會削弱、消失。有來有往的互動非常重要，孩子理應得到重視；也就是說，溝通必須出於熱情。

把眼神、咳嗽、疼痛的哭泣、打噴嚏、眨眼睛這類偶然、反射的行為視為潛在的溝通符號，我們就願意花時間和精力去回應，然後意義就會像花朵般地綻放。接下來有正增強的循環：行為生出回應，回應又生出回

應，接著我們又再回應……。很快的我們就一起成長，然後織起一張行為的毯子，後來演變為溝通。行為、說話和語言是一組舞曲，由簡而繁，最後產生出複雜的意義來。寶寶說汪汪，學步兒說狗狗，大孩子說鬣狗，這是因為周圍的人透過反應，不斷地形塑說話的行為。我們不斷地吸收別人的想法，從搖籃到墳墓。

　　孩子的溝通變好了以後，就比較不會亂發脾氣了。每個人都經歷過講話沒人聽、被誤解的過程，學會如何引人注意後，就放棄哭招。長大後，能力就變多了。然而，心智障礙兒童的這些能力發展落後。溝通欠佳的孩子，較易出現挑戰行為。如果照顧者不用心培養溝通行為，孩子的溝通好不了，也容易出現挑戰行為。

二、溝通假說

48

　　溝通假說（Carr et al., 1994, p. 22）主張，挑戰行為「是一種原始的溝通方式，當孩子缺乏複雜的溝通形式去影響他人，以得到各種渴求的結果時」。這不表示，不會說話的人注定有挑戰行為；而是說，他可能成為溝通障礙者，需要更多的努力才會有複雜的溝通。記住，溝通無礙者也可能有挑戰行為。最後，沒有證據說挑戰行為是出於故意。

　　要了解挑戰行為，溝通假說是很好的比喻；不要把挑戰行為看作欲去之而後快的病態，而要把它看成是潛在的溝通行為。溝通假說逼問我們：他想要說什麼？

　　有了溝通假說，我們就可以理解當事人的訊息，因而幫助他學會一般的溝通方式：符號、字眼、記號，都比挑戰行為來得有效。

　　採取一致的反應方式是教導的秘訣，這樣互動就有效果，然後長出意義。

　　溝通假說主張，把挑戰行為視為溝通的態度對大家都有好處。要求某人做某事時，他會自傷，那麼不妨教他用任何方式（說話、打手勢，或其

他）來表達「我不要」，就可以減少挑戰行為，提高他的自主性。以下是重要的步驟：

49

    1. 找出挑戰行為背後的訊息（功能）。（博取關注、想要東西、尋求感官刺激、逃避某人某事。）

    2. 找出有相同效果、省時省力的溝通法，來替代挑戰行為。

    3. 周邊人士能快而一致地回應替代行為。

    4. 新的溝通法和舊有的行為會互相競爭，所以要確定前者比後者更快更省力。

這種替代方法對想要「跟人說什麼」的行為最有效，例如：想引起某人注意，想逃避某人，想逃避某事，想得到某物——挑戰行為常常是為了傳達某個訊息。很多支持方案的核心就是找到比較無害的替代方式。

讓我用南西的例子，來說明假定行為具有意義的重要性。

南西是重度心智障礙者，身體不健康，有支持她的家人。她住在家裡，聘有人力協助照顧她。她無口語，會發聲，使用三個常用的溝通記號：「請」、「還要」、「不要」。半年來，她自傷行為增加了，特別是用頭碰撞廚具，強烈到讓人害怕的地步，半年內就跑了醫院六趟。

溝通假說引導我們，把南西的自傷看成表意的行為，因此團隊人員努力尋找線索。結果他們發現：

50

    1. 要求她完成不熟悉的烹調項目時，她較易撞頭。

    2. 新的微波爐比舊的更難操作，因而引發幾次的撞頭事件。

    3. 仍在適應中的新助理較易引發南西自傷。

    4. 在事件前一個小時，南西表現出煩躁的情緒，線索有：板著臉孔、聲音變大、猛拉耳垂。

溝通假說提醒我們，南西的行為可能表達出：「我不舒服」、「我不會用新的微波爐」、「我不喜歡那個新人」。

就醫發現南西有嚴重的耳炎，治療後幾天內，她煩躁情緒就減輕了。

旁人注意到她可以專心學習如何使用按鍵操作新爐，助理花時間耐心的教導、示範、引導、提示。

南西的自傷頻率降到兩週一次，但是那一次好像跟新助理有關。支持的團隊配合家屬詳細觀察南西的作息，發現新助理看不出南西發作前的警訊，當南西不想繼續烹調學習時，新助理不予理會。團隊認為南西的自傷傳遞了「我不了解這傢伙要叫我做什麼」的信號。

團隊於是改變了作法，透過角色扮演及對話，讓新助理演練如何輔導南西，也教導他讀懂南西發作前的警訊。由於南西還不夠信任新助理，團隊就決定，讓助理的教導程序巧妙地鑲嵌在一個有趣的活動當中。這樣一來兩人的關係就變好了。

51

除了提升助理的技能外，團隊認為了解南西的溝通法對支持工作有益。在語言治療師的協助下，他們了解到以下的情形：

1. 旁人多半用口語和南西溝通，然而只有兩三個關鍵字的句子，她才能有信心地回應。太長的口語會導致誤解，而新助理的句子太長了。

2. 南西從情境得到比口語更多的訊息。用舊微波爐去加熱飲料或餐點時，不管助理說什麼，南西總知道怎麼處理。換了新爐後，南西就不知道怎麼打開它的門，或設定加熱的時間；新機器造成了混亂，而新助理說了太多的話只是雪上加霜。

3. 團隊較熟悉狀況後，就重拾遺忘的事──南西根據少量的關鍵字、手勢、手語和情境理解他人。她以前使用很多手語，因為新助理不懂手語，所以使用的就較少了。團隊教導大家學會南西喜歡的手語詞，以利日常支持工作的運作。

4. 為了維持技能，團隊會議裡大家用手語輔助說話。

5. 開始使用「溝通護照」：用來幫助支持者理解南西。這本五頁的護照蒐集了南西使用的符號和圖片、團隊使用的溝通方法、該做

和不該做的範例。

　　南西從此了解，挑戰行為不是她的錯，不應歸責於她。那不是病症，只是一段信息。我們的責任就是想法子去理解她，並用正面的方法去回應。

三、怪異的溝通法

　　Geraint Ephraim 認為心理學家有兩種——空談者及實踐者。實踐者講究實用性，是樂觀者，只要時機對了，他就想出合用的主意來。他留給我們很寶貴的熱血產業，教導我們怎樣去了解和支持心智障礙者和支持者。

　　Ephraim 一篇 1998 年的短文，影響了我的服務工作。他認為挑戰行為就是溝通，這裡沒有「如果」和「但是」的空間。他認為我們通常想像的挑戰行為，其實並不存在。我們所謂的挑戰行為，其實是一種「怪異的溝通法」。對於這樣的行為我們總是會給予回應，因為身體的或口語的攻擊我們不可能視而不見（Ephraim, 1998）。「沒有挑戰行為這種東西，我們有的只是怪異的溝通法……。臉上的一記拳頭，是令人難以不聽見的溝通，不過，它的結果是被聽見了，但是它的訊息不一定被聽見，更別說是被理解。」（Ephraim, 1998, pp. 211-12）

　　Ephraim 認為，人們心目中的溝通，就像人們彼此互相投擲的訊息包，若是投遞給不懂我們語言的人時，我們怪罪對方，其實錯在我們不能用他們懂的語言投遞。Ephraim 主張我們應該學習並且教導一個公用的語言，只是把包裹丟來丟去沒什麼用，用兩造都懂的符碼平等對話更好。

　　太多互動在互相亂丟訊息包裹的混亂中結束，與其說是溝通，不如說是用武器拚搏。與其說是彼此尊重的對話，不如說是爭奪主導權的鬥爭；在奇特的溝通中，這種鬥爭變成了主旋律。Ephraim 警告讀者，「一旦你否認對方的獨特性，就沒有對話了」（1998, p. 223）。Ephraim 認為，怪異的溝通法昂貴，卻沒辦法造就好的生活品質。他建議，相互尊重的對

話，既省錢，又讓每個人都很幸福。他證明了，每個人都應該在對話中被聽見。

　　怪異的溝通是很管用的說法，它讓我們可以輕鬆的了解溝通假說。如果我們想寫下一個食譜來推廣怪異的溝通法，那麼我們可以這樣做：食材是「不想傷腦筋來認識服務對象的經驗」，加上一把「不花時間學他的語言」，用「低估或高估服務對象」攪拌一下，最後把「命令服務對象做這、做那」的油倒入。接著把這些都丟進滾水十分鐘，站遠遠的，然後等著看戲。Ephraim 警告讀者，如果我們不能接受每個人獨特的溝通方式，根本不可能產生有意義的對話。他證明了所有的人都值得被聽到，真心傾聽可以省卻掉許多的麻煩。

　　要強化怪異的溝通並不難。如果相信自己比別人更優越，或給他貼上標籤，漠視他的聲音，我們就不可能認真對待他。一旦知道行為的意義，就可以改變自己的作法；而如何解釋行為，有賴我是否認真對待他──相信行為會說話。

　　Ephraim 短文的結尾，建議把改變挑戰行為的知識傳播給家人。假如不傾聽家人，不認真對待，就無法進行真正的對話，只會強化怪異的溝通。很多時候，很多家庭都覺得被邊緣化了，在應得的服務當中變成了邊緣人。把我們排出理應得到的地位，就是讓大家都變成怪異的溝通者了。

　　不認真對待對方，就無法看出行為背後的意義。就像機器人一樣，假定對方不會思考，只會做毫無意義的事。我們只會執行程式──忽視、責罵、走開、怪罪、吼叫，然後用權威的態度來對待家人和他們的子女。我們會這樣因為看輕當事人，不聽他，認為就是障礙者嘛。這個態度──病症的想法──表示沒有必要去了解行為在說什麼，因為當事人無足輕重，所以她說什麼也無關緊要。我們真的明白那種感受──當經理人或專業人士滿嘴專業術語時。

　　然後我們就用抱怨來展現越來越多的極端行為。當事人丟出訊息包

54

時，我們看不到他的人性，然後我們也是隨意丟了回去。就這樣我們也慢慢失去了我們的人性，然後也變成了怪異的溝通者。只因為不願意傾聽，我們冒著變成隨意丟包者的風險，漸漸變成我們所不喜歡的人。

要點

1. 挑戰行為帶有訊息。
2. 儘管行為可能有害的、危險、不適當，它的訊息仍然是有意義的。
3. 行為最常發生的時機和地點，給了我們有用的線索以了解訊息的意義。
4. 溝通是雙向道，傾聽意味要改變我們如何看待對方、其行為、要如何反應。

四、即便糟透了，行為還是有意義

挑戰行為是有意義的（想得到、逃避東西或得到注意），因為這些行為會因他人的反應而改變。挑戰行為透露出當事人的健康、幸福感及需要。

挑戰行為的研究，應歸功於「應用行為分析」（ABA）的強大能力。ABA 主張，一旦找到了所謂的「功能關係」——事件 B 如何跟隨事件 A 出現——我們就可以更清楚的認識人類的行為。

行為不會在孤立中發生，它總是與別的事件或他人的事件有關，某些事件較易引發（或預測）行為；再者，行為總會有後果。功能關係可以這樣表述：看電視被干擾、被要求清房間時，凱莉總會大吼大叫，結果是爸爸幫她清理。探索功能關係的過程，就叫做功能評量。

某個事件如果總是發生在行為之前，那件事就可以預測（導致）行為。之前的事件稱為「前事」或「先兆」。前事是個信號，預示會帶來後果的某個行為。例如，開車時，十字路口的紅燈就是剎車的前事。踩剎車

的後果就是不會撞車，要不然會被開罰單。活下來就是最重要的增強物。

　　某人某行為的增強物未必適用於他人或他項行為。我們之所以工作，未必是為了酬勞，但都為了某個目的。增強物因人而異，有人覺得巧克力很可口，有人不這麼認為。有人喜歡得到別人的注意，有人不喜歡。有人闖紅燈被增強，在他們心中，紅燈代表開快車享受劫後餘生的快感，或贏得路人欽羨的目光。這樣的行為或許反社會，但從他的過去史來看，這種反社會的行為仍得到增強。

　　這就是行為的基本公式──「前事」（「先兆」）是行為發生的信號，而行為又被「後果」增強了。這條公式又被稱為「三項條件式」（three-term contingency），顯示了行為的功能──當事人因而獲得的或逃避的事項。

　　怎樣確立行為的功能（後果）是本書第六章的重點，三項條件式雖非全然正確，但出奇地好用。（它也不是全錯──只是不夠全面罷了。）

　　值得一提的是，讓行為更容易出現的前事或先兆可概分為兩種：「立即前事」（或先兆）以及（可提高立即前事敏感的）「更早的因素」。

　　我會走進店裡買三明治，不只受到廣告招牌的影響，也是因為我肚子餓。如果肚子不餓，光看到廣告招牌也沒有用。這樣說來，肚子餓就是條件式中的第四項，也被稱為「背景事件」（setting event）。也有別的說法，例如：動機作用（motivating operation）、啟動作用（establishing operation）等。背景事件可以是某事的發生（例如生病）或消失（例如受到忽視）。它是改變我們慾望的驅動力量。

　　因此，三項條件式就可以改成四項條件式：背景事件（動機）會影響前事（先兆）的增強能力，使得前事成為預示後果的信號，因而影響行為的可能性。後面的章節裡，我們還會討論這兩類前事的作用。表 4.1 說明條件式如何協調地運作。

56

表 4.1　條件式的例子

前事（行為前）		行為	後果
背景事件（動機）	先兆	當事人所做的	結果
為影響先兆作用力的事物	預示行為會被增強的信號	行動	接下來發生的事：得到關注、逃避、有形的或感官的刺激
東尼餓了	東尼看到冰箱	東尼打開冰箱拿東西吃	東尼飽了（東尼免除了飢餓、得到飽足感）

57

　　關於後果，總結來說有四個簡化的類別，也就是說，人的行為可概括為四大功能或後果：

　　　1. 獲取他人的關注。

　　　2. 得到想要的實體物件。

　　　3. 逃避或逃離人事物。

　　　4. 得到或避開感官刺激。

　　這些功能其實很籠統，透過當事人本位功能評量，才能查清楚因人而異的細部功能。假如行為總是達到相同的後果，那該有多好，然而行為多會導致不同的後果——因人時地而異。

　　例如，寫作本書就有多重的功能，不只一種後果。其一，本書給我一個實體的東西——自我承諾老到有自知之明時可以寫出來的書本。其二，這些內容好到足以把它寫下來，所以這是一種感覺刺激；無論是否出版，我都會把它寫下來。其三，寫作讓我逃避其他的工作負擔。最後，寫作讓我得到關注。所以，寫作功能多多，我看別人也是如此。

　　上述的注意、逃避、實體的物件、感官刺激等分類，其實很籠統。個人本位的評量就可以告訴我們，寫作讓我避開了什麼樣的工作負擔（或哪些人），我從寫作所得到的感覺刺激究竟是什麼（一點成就感、腦內啡的

興奮感、安靜凝神、還愛人的感情債……）。

既然如此，為何還要使用這麼籠統的功能分類呢？知道某人想得到注意，雖然細節不清楚，但是至少有個探索的起點。這讓我們針對正確的功能領域，可以迅速擬出對策來。接下來會更了解行為，並且提出有用的支持措施，而這是一個反覆釐清的過程，不會一錘定音。

這就是為什麼我們說，就算糟透了，行為總是有跡可循的。知道行為背後或隱或顯的原因，就可以提供更好的幫助，也尊重了當事人的選擇。這些知識來自大量的科研文獻，應用這些知識時必須參考服務對象的真實狀況，就如同 Ephraim 所說的。利用每個機會，跳過怪異的溝通，與服務對象進行真正的對話。功能評量讓你和服務對象有了共同的語言，真的很有用。

要點

1. 對當事人來說，挑戰行為有意義，雖然旁人看來可能一頭霧水。
2. 當事人本位的評量有助於了解當事人的偏好。
3. 生活品質最重要。
4. 想減少挑戰行為，就要改變生活形態和人際關係。
5. 想減少挑戰行為，就要教導行為的新方法。
6. 多種小措施的拼盤，勝過單一介入法。
7. 應該想辦法扭轉環境，而不是修復服務對象。

五、這樣做有什麼後果？

「挑戰行為即溝通」的想法會有兩個後果。（一）一旦了解行為發生的時機和後果，就可以「大致猜測」出行為的意義來。當事人的行為也許在說：「請關心我」、「停下來」、「要那個東西」、「我覺得」，他不

41

用說話也可以溝通。（二）停止徒勞無益的方法，只要：

　　1. 把行為模塑成大家聽得懂的溝通。

　　2. 找到挑戰行為的替代行為。

　　即使不知道第一條怎麼做，就要盡量去做第二條。如果缺少「挑戰行為等於怪異溝通」的認知，你就不會想要有真實的溝通。

　　就像 Ephraim 所說的，如果我們沒有真正的對話，就會大吼、大叫、大鬧來突顯我們所關切的重點。所以說，溝通就是訊息的交換和分享。

　　有效的溝通必須有適切的環境，並且雙方都可以做得到。前提是，提供一個友善溝通的環境（沒有太多噪音、沒有太多讓人分心的事物），每個人都知道要如何回應、如何發送訊息。如果周圍的人對當事人的反應不一致，任何的溝通策略都注定失敗。而只有當人們確實看重當事人，我們才能做得到一致性的反應。

　　就替代行為而言，我們可以問一個很簡單的問題：挑戰行為以外，是否存在較省力的其他行為？換言之，我們問的是：如果不用挑戰行為，當事人可以做什麼？

　　介入的重要原則是：替代行為可以導致和挑戰行為一樣的後果嗎？如果是的話，我們就說替代行為和挑戰行為「功能等值」。這條重要的原則使得新的行為容易學會，本書後續還會提到這條原則。

60

六、重點複習

　　到目前為止我們學到，挑戰行為是有意義、有溝通的作用，這樣想會帶來有利的改變（Halle, 1994）。

　　我們說過，挑戰行為是一種「社會建構」。它的確存在，也很有影響力，但是它所代表的意思是人為的。換個角度來思考挑戰行為，它就不再是個欲去之而後快的問題，而是期待被了解的怪異溝通，差一步就可以「在上游解決」了。

有個寓言可以用來解釋「在上游解決」的意思：

有一個人在河邊散步，看到有人溺水。他就跳下去把人拉上來，做了人工呼吸。正在施救時，又聽見救命的聲音，他趕緊跳到水裡去把第二個人也拉了上來。這個過程不斷地重複，所以救人的不得不離開現場。有一個旁觀者覺得很奇怪，就問他要去哪裡，那人回答說，我想走到上游去看看，到底是誰一直把人丟了下來，我要去阻止他。

（Egan & Cowan, 1979, pp. 3-4）

這個寓言故事很有啟示性，服務王國協助挑戰行為者工作的本質，就是「用下游的解方想要處理上游的問題」。我們不斷地從河裡把人救了上岸，然而，理論上，我們的專業應該從源頭去斷絕這些人溺水。這就是為什麼挑戰行為也可以說是公共衛生的議題。

養虎為患，坐視到了挑戰行為養大，才想要阻止它，一點都沒有道理。這就是為什麼近來的研究把焦點放在早期介入上。在挑戰行為發生之前（比起之後）就有反應，效果更好，可以讓所有的人都避免頭痛不止。

在上游解決，可以避免或修補會造成挑戰行為的情境。這個原則一輩子都適用：及早教導孩子技能以滿足需要，可以免掉將來的痛苦。這個原則適用在瘦身、改變飲食、戒菸之上，也適用於改善人際關係。畢竟我們怎麼生活、思考、行事，其實都是過去的結果。

本章要點

1. 溝通具有功能：它可以達成某項目的。
2. 挑戰行為也具有功能：它可以達成某項目的。
3. 可以把挑戰行為想成：它想告訴我們什麼。
4. 溝通假說並不認定，挑戰行為是有意圖性的溝通，不過可以這樣來理解。
5. 每天固定而有趣的活動，讓人容易學會和人溝通。
6. 行為由互動習得，挑戰行為不單是當事人內在的問題，也和旁人有關。

7. 溝通不單是能力的問題，也是人性尊嚴和價值的問題。

8. 如果你受夠了挑戰行為，希望他停止，你就必須知道當事人想從中得到
   什麼，然後找出替代的方法，讓他可以更快更容易地得到他想要的東西。

62

七、別失去你的人性

本書好幾處插入了「滋養你的人性」的特寫，來挑明挑戰行為的真實
面貌。這些文字強調，把人擺在最重要的位置，在情境中了解行為的本
質。目前的服務系統酷似機器，這些文字敦促我們擔任人性捍衛者的角
色。讓我們先看看這些大原則。

多數人生來就是很小的人類，需要不斷地餵食養分，這些小小人類才
可以長成大大的人類。然而生活忙亂疏忽，有時會忘記吃飯，甚至蛻變成
機器人，而沒有長大成人。機器人一眼就認得出來，因為他們不善於傾
聽；他們期待別人按照劇本說話。機器人會恪守指令、程序、規定，代價
是犧牲掉別人的幸福。機器人長得方方正正的，都一個樣，但是人有各種
不同的相貌。

機器人明顯的特點就是對數據和數字感到癡迷。人類常壞了機器人周
密的計畫；機器人喜歡人類活在規則裡——服務人員、老師、家長、服務
使用者，最好都各從其職，各盡其責。事實上，機器人早就發明了數以百

計的規則，每個人都有他的位置。如果你不小心踩到規則的界線，你就讓機器人混淆了，他們是搞不明白的。機器人被訓練去相信披頭四錯了：你所需要的不是愛，而是各種數據的圖。沒有數字的說話內容，機器人一個字也不相信。你或許可以提醒機器人說，他們曾經也是小小的人類，然而他們不喜歡這樣。假如你問太多人的問題，例如：「友誼怎麼辦？幸福感和歸屬感又如何呢？我的孩子給你照顧，安全嗎？」他們或許會短路或爆衝。謝天謝地，服務王國裡頭還有數以千計的人，他們都盡量抵擋這些機器人的領主。

63

人類很容易就認出來，因為對於難以用數字衡量的事物——如幸福感和歸屬感，人類相信常識。不管你在新聞報導裡聽到什麼，人類其實充滿愛心和幽默感。（在服務王國裡，幽默感就像氧氣一樣重要。）有教養的人需要花時間跟願意認真傾聽的人在一起，而不想和視他們為問題的人為伍。有教養的人會善用機器人所有的能力，但是不至於變成機器人。有教養的人利用科技，而不是讓科技擺布。你可以認出有教養的人，只要看看他們如何跟人說話、如何看重別人、喜歡聽故事的模樣，就知道了。有教養的人善用時間，會用人性的方法解決人的問題，認為所見到的人——包括機器人——都是有獨特性的人（這是重點）。人會知道連機器人身上也有小小人的遺跡；要鼓勵機器人重建身上人性的部分。

近年來從文獻上讀到關於服務王國的報導，或許令你相信人類瀕臨絕種。現在有太多的規定、數以百計的程序、數以千計的策略了，好笑的是其中有太多重複剪接和複製了。這些管理的方法都需要人去解釋、落實。然而，把工作做好，規定是次要的，人性才是關鍵。好在每個機器人周圍至少有十幾個人，不受機器人的阻撓，都努力為當事人爭取到有意義的每一天。雖然這些人都不在主管的位置上，可悲的是，機器人比較容易升官。

64

要點

1. 很容易把人當成個案、對象、障礙。盡量抵擋這個趨勢，用人們喜歡的方式來稱呼他們。

2. 化身為機器人對你的職涯無害，但是對於那些最後要付錢的人，你卻對他們產生了極大的傷害。

八、保持你的人性：阿珍的故事

　　阿珍是個年輕的自閉症女性，因為自傷而危及身體和情緒的健康。雖然危險，但自傷是阿珍重要的表達方式，每天都會發生，而且強度很高，發作時可以長達三個鐘頭。她用臉和額頭去碰撞水龍頭、衣服的掛鉤、牆壁，力道之強連隔壁都聽得見撞擊的聲音，讓支持者嚇壞了。她會撕裂舊衣服，想要換成新衣服。她會丟掉用了一半的盥洗用品，為了要新的。

　　阿珍造成對自己和支持者的風險，她的住宿機構無法應對。某個週末她帶著空行李箱，被送到一個小小的評估中心。她穿著醫院的袍子，沒有人陪伴。她有心理師所寫的無數的行為支持計畫。這些計畫都基於一個假設，就是阿珍自傷是為了得到新的衣服和得到支持者的注意。計畫說，阿珍自傷時，就應該被約束起來；為了避免自傷得到增強，阿珍自傷以後某段時間內不能穿自己的衣服。這就是為什麼她穿著醫院的袍子。她也經常把袍子撕裂，所以就看到她裹著浴袍走來走去。

　　她的介入方案鎖定消除法（extinction），這表示為了不強化她的自傷，就不給她衣物或過多的注意。沒人教導阿珍在挫折時應該怎麼辦，這

65

個消除法的介入計畫看起來適得其反，反而增加了她的挑戰行為。

　　一位支持者讀了計畫，陪伴著非常生氣、完全嚇壞了的阿珍，在評估中心的會議中，讓她把心中的小小人完全拋出來。「她為什麼不能穿自己的衣服？計畫書沒有一個地方寫到為什麼阿珍喜歡衣服。衣服到底對她有什麼意義？為什麼我們要拿走她唯一的東西？她想要的東西，我們為什麼可以任意拿走呢？現在阿珍臉都丟光了。為什麼她自傷以前我們不給她關懷、不給她衣服、不給她需要的東西呢？阿珍不應該還得賺回自己的東西——以治療的名義。」

　　評估中心的經理說，他會跟負責阿珍方案的臨床督導討論這件事。機器人的問題是，他們認為他們有上帝給予的權力，可以剝奪一般人都視為當然的事物——樂趣、歡笑、友誼、衣物、誠實、溝通以及盼望。機器人會想辦法查出你喜歡什麼，然後以此脅迫你。機器人認為你的選擇權不重要，照他們說的去做才重要。機器人的咒語「我們有照顧的責任」其實是一種飾詞，他的本意是「乖乖照著方案走，你才能賺回你的基本權利」。

　　為了理解人類，機器人把人分割和縮小。他們善於描述病症、障礙、缺陷以及毛病。讀你寶貝的文件，你可能認不出裡頭寫的人是誰，你可以確定，這是某個機器人按照劇本所寫出來的東西。阿珍並不看什麼腳本過日子，儘管所有服務過她的機構都希望她能「照本宣科」。

　　我們常把支持者、家長、心智障礙者全都塞入沒有考慮個別需要的機器人似的單位裡。真正有效的工作方式應該是，讓服務來迎合當事人獨特的需要。對支持者來說，最好的方式是被尊重、被支持，而不是屈從機器人或扮演機器人。

66

2005 年 Pitonyak 在一篇論文中提到，在支持挑戰行為者時，有十件符合人道的措施：

1. 花時間了解當事人喜歡什麼、不喜歡什麼。喜歡的多做一點，不喜歡的少做一點。

2. 解釋行為的意義。行為究竟告訴我們什麼？當事人是否：孤單；無聊；沒選擇、不自主、無力感、不自決；沒安全感；不被尊重；病痛；（除了挑戰行為外）溝通困難？

3. 讓當事人參與方案的規劃，問他想過怎樣的生活。

4. 規劃如何支援支持者。

5. 不讓當事人的標籤或風評影響判斷。

6. 記住，關係很重要。

7. 正向看待當事人。

8. 給機會，而不是給最後通牒。

9. 最大化愉快的經驗。

10. 和健康專業或其他人員建立和睦的關係。（Pitonyak, 2005）

阿珍的支持團隊投注了心力，結果搞得精疲力竭。而在阿珍行為的解讀上，他們又跟其他專業人員起了爭執，這件事打擊了他們的信心。阿珍的生活缺乏樂趣，因為她並未參與方案的規劃，而這份方案規定阿珍必須努力才能贏回她喜歡的事物；因此她大多是孤立的，人人和她保持距離，害怕她暴雷。周圍的人和整個體系都缺少想像力和同理心，對於阿珍他們只關注很窄的事，並使用奇特的方法溝通。不只一個人認為，他們對待阿珍的方法，很像自閉症的行為。

問人性化的問題使我們更了解阿珍。把她當成問題，用挑戰行為來標記她，認為一切都是自閉症的錯——沒錯，這些都有某些意義，但卻不是最重要的。

> **要點**
>
> 1. 阿珍會為自己發聲，然而很少人聽見。
> 2. 如果不是你，誰會為她發言呢？
> 3. 如果不是你，誰會關心她的需要呢？
> 4. 誰會比你更了解她？
> 5. 如果不是你，她會信任誰？
> 6. 如果不是你，會是誰？
> 7. 如果不是現在，會是什麼時候？

九、法蘭尼：學會傾聽

68

　　這個年輕女孩子，接下來會一直陪伴我們。她的故事說明了我們考慮的一些問題。法蘭尼是一個虛構的綜合體，彙整了許多人的個性。

　　我們用說故事的方式來描述人，在說法蘭尼的故事時，我們說的是一個孩子，不是一個個案，也不是一個受測者。我們說的是人家的女兒，活生生的一個人。在支持挑戰行為者時，重要的是先看到人性的那一部分，而不是診斷。

法蘭尼

　　法蘭尼九歲，上普通小學，在支持下她的學業表現還不錯。她的老師是歐文太太，她和同事都熱心支持融合教育。主任老師是聶魯達女士（有一位心智障礙的孩子），她的領導風格結合了專業性、熱情和人情味。在社交上，法蘭尼相當孤單，她依賴成人的支持多過於同伴。學校雖然雇用了兩個學業上的助理，但法蘭尼用去了他們很多的時間。被問到的時候，她把自己從同學中區分出來，說：「其他人不同，他們不喜歡我。」

幾個月以來，一名兒科醫師和一名教育心理學家會定期來看法蘭尼，費用由她的祖父母支付，因為他們不能等到 18 個月後才有的免費諮詢。法蘭尼很幸運，因為兒科醫師和心理學家都發現她有輕度智能障礙（或許是出生時缺氧造成的）。法蘭尼的家族很積極，對她的情況改善很有幫助，有豐富的人際網絡，是她幸運的地方。不過，這個家庭的危機是過度依賴自己的資源，有可能變得相對孤立。最近兩年來，法蘭尼的家長想尋求更詳細的診斷，他們相信她有自閉症明顯的特徵。她很風趣（歐文老師說，「開玩笑是她的第二語言」），知道讓同學歡笑有好處。

最近幾個月以來，他們越來越常聽到自閉症這個詞。學校團隊認為法蘭尼沒有自閉症，但她的父母卻開始懷疑。因為法蘭尼很堅持固定的作息活動，興趣也很窄，作息突然改變會造成很多問題。家裡聘請的兒科醫師打算深入檢查，他知道這個年紀小女孩的自閉症常常會錯過診斷。只是診斷測驗似乎更適合男生而不是女生。兒科醫師告訴她的父母，某些類似自閉症的行為有可能是其他原因造成的，例如最近生活的變動。

法蘭尼的父母兩年前分居，他們還算和睦，也向她解釋他們的情形。禮拜天到禮拜三和媽媽林恩住在娘家，禮拜四到禮拜六住在爸爸約翰十英里外的家。她是家中唯一的孩子。最近，媽媽開始和好友茉莉同住。

去年法蘭尼出現了晚上睡覺時會摳自己手腕、大腿、肚子，常常出現瘀青，也會用東西戳自己，例如原子筆、量角器、剪刀，有時會弄到流血。法蘭尼的父母會公開和他討論自傷的行為。他們顯然很沮喪，討論有時候會變成責罵，尤其是約翰。細心的爸爸們特別容易為了孩子的安全感到萬分憂慮。對於約翰的謾罵，林恩會在法蘭尼面前數落他，這是孩子第一次看到父母吵架，也看到爸爸哭了。約翰說：「我只是要她不要自傷罷了。」林恩反駁：「責罵沒有用。」「對你來說，我做什麼都沒有用」，約翰反駁。

約翰和林恩找了治療師，他們把生活中的變化寫了下來，也描繪出未來的願景。治療進展順利，目前兩人最大的困擾是法蘭尼的診斷不明，

而他們的未來充滿不確定性。

　　兩年來，法蘭尼變得「非常憤怒」（聶魯達女士的說法）、「任何改變都會很沮喪」（歐文太太的說法），在地上打滾，在教室裡撞頭。校方把這些行為叫做「情緒爆發」，並且想找人諮詢，看看如何協助她在面對挑戰的情境時保持冷靜。他們在等待教育心理學家和教育局的行為支持團隊，同時，他們相信，這些情緒發作的原因是法蘭尼想逃避困難的作業，也可能是想藉此表達自己的情緒。他們的作法是鼓勵她說出來，或離開教室使自己冷靜下來。

　　法蘭尼的自傷主要發生在她媽媽的住處，多半都是早上當媽媽要幫她準備上學時發生的。法蘭尼會想要隱藏她的傷口。在媽媽家每個禮拜平均出現三次自傷，強度或大或小。有時只是淡淡的傷疤，有時瘀青嚴重，有時甚至會流血，而星期三總會發生這樣的事。在爸爸那裡偶爾也會發生自傷，只是次數比較少。「雖然他沒有像我那樣勤快地去檢查，他也能夠讓她做好上學的準備」林恩這樣告訴校方。法蘭尼住在爸爸家的時候，不會有情緒發作。「只有在我這裡，每個禮拜會發作兩次」，林恩這樣說。

　　法蘭尼的學校說除了情緒發作以外，他們沒有其他的問題。法蘭尼開始出現從教室出走的行為（在某些課裡會多過於其他的課），通常是到操場跑步。老師們在她情緒爆發時，會鼓勵她離開。在跑步十分鐘之後，他們會把她叫進來，這時她就會乖乖地回到原來的活動上，他們會給她手錶，叫她自己計時，十分鐘之後自己回來。

問題討論

1. 哪些事件可能會影響法蘭尼的想法、感受、行為？
2. 法蘭尼有哪些讓人擔心的行為？
3. 這些行為之前有哪些先兆？
4. 她這些行為是為了得到或逃避些什麼？

第五章

房間裡的大象：
當事人本位的服務

查明行為原因之前，先要認出並抓出房間裡的大象，以免傷人。（譯者按：「房間裡的大象」是英文的比喻，指誰都不想碰的難題，類似於中文的「燙手山芋」；此外大象明明很大，可是因為某些原因，讓人視而不見。）

你會想：在郊區的小房子裡，大象會很醒目，但實際上要看到它並不容易——人們已然習焉不察了；服務王國工人的眼睛看不見這些大象。

假設你看到、移走、馴化了這些大象，你或許不需要什麼技術就可以解決挑戰行為了。只有站在後面，然後長久凝視，才能看見它。要捉到大象沒那麼容易，畢竟它早就隱身在背景中。它甚至改了名字，讓人忽略它，例如：「生命就是這樣」、「我們的預算做不到最好的」、「我們付錢給你，不是讓你去想、去問這些難堪的問題」。

房裡的大象很狡猾，它早就學會了偽裝術，儘管它沒有對生拇指。但是，移走大象可以騰出空間來，讓人從不同的角度看問題，或許我們不再需要昂貴的方法去解決挑戰行為。

「當事人本位」意味著，想法讓他活出合乎需要的生活，也意味著，問合乎人性的問題。例如，我們可以問：

1. 他健康嗎？
2. 他的生活過得好不好？
3. 家人或照顧者得到的支持充足嗎？

挑戰行為往往是一種症狀，代表這個人處於社會的邊緣。當事人本位意味著把人看成完整的個體，也意味著從上游解決問題。我們在本章稍後會採取當事人本位、上游解決的途徑來回答問題。當事人本位意味著房裡有九頭大象，我們必須一一找出來：歸屬感、當事人本位的支持、有趣而積極的生活、和睦的人際關係、溝通、健康、家庭支持、優質的服務、幸福感。

一、歸屬感

歸屬感很像愛：很主觀，但給人很大的滿足。每個人的歸屬感經驗儘管各有不同，但是不必多想就知道那種感覺。跟愛一樣，歸屬感是人類的本性；然而，心智障礙者常被拒絕擁有愛。有責任去理解挑戰行為的人，常常封殺他們的愛和歸屬感。為什麼？服務設計者似乎不覺得，自閉症者或心智障礙者值得擁有歸屬感或愛。當然這是個荒謬的情況，不是嗎？

75

> **問題討論**
>
> 1. 我們如何得知心智障礙者會感到孤單和害怕？
> 2. 十年後，有多少相同的人還會繼續出現在當事人的生活當中？
> 3. 挑戰行為出現後，我們的作法造成他更融入還是更加的孤立？
> 4. 挑戰行為出現後，我們的作法是否足以引發信任？
> 5. 你立刻可以做哪三件事，讓他減少孤獨感？

一個人可能很忙碌，也占據了家人心中或服務方案重要的位置，但是他卻可能非常寂寞。只因為特殊，就把人扔在一旁，會讓他感到憤怒、被霸凌、被隔離。所以很多心智障礙者很悲慘、很孤單，對他們來說，歸屬感是個很不一樣的東西。

支持者、教師常因另謀高就而離開；專業人員雖然常控制著孩子的生

活，卻沒有和他產生真正的連結（O'Brien & Lovett, 1992）。很多心智障礙成人唯一見到的人，都是拿錢辦事的員工。

　　Pitonyak 認為孤獨會危害生命，可是我們卻無力覺察。假如我們明白歸屬感跟食物一樣重要，我們或許就會長出很不一樣的支持方法（Pitonyak, 2010a）。

　　周圍人群的數量不是決定歸屬感的唯一因素，人們之間互動的本質才是決定因素。大的人際網絡不過是讓人得到多一點的機會罷了，選擇誰來支持我和如何支持我，一樣重要。

　　假如一個人覺得很孤單，周圍只是拿錢辦事的人；假如他的過去充滿了沒有兌現的承諾和破裂的友誼，我們就會看到一個匱乏的生命，少了一般人都視為當然事物——例如歸屬感。

　　想想這個可能性：我們沒有顯現出挑戰行為，不是因為我們有溝通或其他的能力，而是因為有人愛我們——他們關心、包容、平等對待我們。對比起來，心智障礙者身處的醫院、學校或機構離家好幾英里；嚴重自閉症者因為難以讓人理解，所以常被認為是很嚴重的疾病，儘管他們有著特殊的天賦和才華。

練習一

1. 在服務對象照片的旁邊寫下陪伴者的名字，或是誰過去兩年內對他生活有影響。
2. 請問：這些人當中哪些人是拿錢辦事的？（或許你會發現心智障礙者的陪伴者當中，拿錢辦事的人比較多。）

反思題

1. 拿錢辦事的人會連結出什麼樣的關係？
2. 如果發生在你所愛的人身上，你的感覺如何？

76

練習二

1. 在服務對象照片旁畫出三個同心圓，每個圓圈代表一個收入等級。

2. 在最內圈寫下服務提供者當中工資最低者，中間的圓圈寫下中間工資者，最外圈寫下高薪者。或許你會發現：薪資越高者往往是陪伴時間最少者，也最不認識服務對象、最有權力的人。例如：精神科醫師最少見到案主、薪資最高，也是最有影響力的人。

你或許注意到，越少花時間陪伴心智障礙者或其家人的工作夥伴，領的薪資越高，他們也是機構裡最不認識心智障礙者的人。你也會留意到，離當事人越遠的人，享有越多的權力。例如，精神科醫師是最少見到當事人的人，但他的薪資遠超過其他人，也最有影響力。

二、當事人本位支持方案

一群家長向英國一名地方官員解釋當事人本位支持方案，謠傳官員說：「且慢，你的意思是，我們應該聽從障礙者說說他們認為重要的事？」一名家長回道：「對啊。」官員搔腦道：「過去 30 年來難道我們都不這麼做嗎？」

當事人本位支持方案是寓意很深的好構想，它假定人人都可以影響周邊的人，它描繪出達到理想生活所需要的路徑。做得好的話，它會是達成個人重要目標的路徑圖，因為它告訴你生活現況，也描繪出願景。藉著仔細描述美好生活的各個向度，它提供了支持的路徑圖。換句話說，好的當事人本位方案是個承諾。

情境不同、問題不同，方案也就不同。著眼於今天和定位於未來，是不同的問題。當事人本位支持方案也不能偏聽，各種聲音都要取得平衡，包括專業人員、家人、服務對象、熟識服務對象者等（Mount, 1998）。

想要了解哪些事情對服務對象有影響力，當事人本位功能評量及支持

方案都是很好的構想（Wagner, 2002）。一方面，當事人本位的方法是門藝術，它用寬闊的視角來看待目標和結果；另一方面，行為學的方法是門科學，專注在特定具體的生活層面上。兩者應該取得平衡（O'Neill et al., 2015），互補不足（Kincaid, 1996）。當事人本位方案指引我們往哪裡去，而行為方法則提出如何到達那裡。好的支持者兩者都兼顧（Kincaid & Fox, 2002）。

當事人本位的服務模式不相信支持者當中薪資待遇最高的、離個案最遠的、最少陪伴個案的，知道怎麼做是最好的。

當事人本位服務模式的批評者會說：「當事人無法明白地說出他的需要，你只是猜測而已。」這句話的語病是，能清楚說話的人，一定會老實地告訴你他想要什麼。也許你已經發現到了，人們不是永遠說實話，有時候會撒點善意的謊言，有時候會故意漏掉一些事，有時候會說出讓人驚訝的大謊話。有時候他們會順著權威者的話，害怕說出心裡真正的想法。會說話不等於說實話。

在當事人本位方案當中，我們會從當事人的話語和行為去猜測他的意圖，但也會依照他的反應去調整作法（Holburn & Vietze, 2002）。當事人的回應會修正我們的作法，讓我們所給的是真正他想要的。O'Brien 說：「有些當事人沒有好的溝通方法，讓重要他人知道：什麼是他生命中有意義的事。」「這些重要他人沒什麼選擇，只能胡亂編個故事，雖然當事人是重要的主角，他們喜好什麼仍然是模模糊糊的。不過，這些他人也會根據當事人真實的反應去調整想法。」（O'Brien, 2002, p. 412）。

當事人本位方案只是一個起點，它給出一堆承諾叫人努力去堅守。想法子完成計畫是邁向理想未來漫漫長路的第一步，而這個理想未來好像離我們越來越遠。當事人本位方案的重點是，要有決心和毅力創造有利於達成目標的互動和活動。假如某項當事人本位支持方案，提得出教導和友善支持的步驟，挑戰行為很有可能會減少，而當事人和所在場域人地不宜的

現象也會減少。

　　當事人本位方案帶出的支持措施，是前事介入的策略，可以減少教導或措施所導致的挑戰行為。當事人本位的支持措施不只是一個空想而已，它是實實在在的做事：先了解當事人需要什麼，接著為個人構築所需要的支持（Sanderson et al., 1997）。方案明明白白地講述我們怎樣支持這個人。

問題討論

1. 當事人本位的方案是否已經建立了？
2. 它是否描繪出現在和未來美好生活的圖像呢？
3. 它是否指出如何改善當事人的學習情形呢？
4. 它是否依據當事人本位方案，提出如何達到短期和長期目標的支持方法？
5. 當事人的觀點是否在方案中被採納？
6. 當事人的熟識者是否為確認方案？
7. 方案是否已確實改善當事人的形象及支持的作法？
8. 方案是否加強了當事人的能力？
9. 當事人是否過他所喜歡的生活？
10. 挑戰行為出現時，我們的作法有否增加他的選擇性？

三、當事人活得精采嗎

80

　　當事人本位就是學習怎麼為當事人營造出有品質的人生（Mount, 1998）。假如我們不能或不願意幫助人活出理想的生活，那麼空談當事人本位又有什麼用呢？人的能力越好，為他創造有品質的生活越容易。也就是說，支持者要有本事讓人去做他喜歡的事。很多心智障礙者的能力和表現之間有落差，這就有賴主動熟練的支持措施來彌合。然而主動的支持措

施不會從天上掉下來，友善的支持環境是精心打造出來的（Mansell & Be-adle-Brown, 2012）。想要落實當事人本位方案的目標，不能不主動花費心力來完成。

　　當事人本位的支持模式，讓我們有條不紊地支持服務對象。這個模式迫使我們思考，怎樣做才能促進健康和幸福感，並且活出主動的居家和社區生活。主動精彩的生活有賴事先規劃，讓服務對象得到機會參與各種有意義的活動。想要做到這個地步，我們就得把相關人士組織起來，讓每個人適時地各盡其職，事先備妥各種選項。支持者必須知道他的喜好、如何與服務對象溝通、怎樣鼓勵他參與有趣的活動。

　　支持者可以從日常作息中找出機會來，與其在午餐時特地安排活動，不如大家一起做料理。讓服務對象參與自己的生活，就是用他喜歡的方式來關注他，而不是在他出現挑戰行為時才這樣做（Felce, Jones, & Lowe, 2002）。很多證據表明，規律有趣的生活可以減少挑戰行為。事實上，當事人本位的支持是優質的支持，可以提高生活品質，減少挑戰行為。

　　當事人本位支持模式非常適合住在社區家園裡的心智障礙成人；基本假定是，讓服務對象保持忙碌、維持參與、貼心支持，一定會帶來好處。活出精彩的生活不過是過個正常的生活，卻是很多服務對象不敢奢求的，因為精彩的生活讓人有機會不斷學習、提升溝通技能、與人和諧相處。

81

問題討論

1. 在尋求行為支持之前，你是否了解：當事人的生活緊湊、有趣、多樣，而且涉及的人事物都是出於他自己的選擇？

2. 當事人喜歡做什麼？

3. 他做這些事有多頻繁？

4. 可以增加次數嗎？

5. 在這棟建築物裡，當事人固定參與的活動有多少？

6. 有多少機會讓他可以體驗到新的地點、人物和活動？

7. 如果你在一個社福單位裡服務，你的時間要如何管理？你如何知道誰在什麼時候會做什麼事、怎樣做？

8. 每個活動或多或少都有人參與，當事人會自發地跟別人一起參與活動嗎？

9. 這些活動對當事人有意義嗎？

10. 挑戰行為出現時，我們的作法保障還是減少了當事人對活動和機會的選擇權？

四、關係和諧

如果哪一天我跟不對盤的人相處，不管我做了什麼，也不管他們是誰，我都覺得那天過得特別慢。反之，如果我跟氣味相投的人在一起，就感到時光飛逝，樂趣無窮。

好的支持措施少不了和諧的關係，通常會改變行為的，不在於方案有多麼出色，而在於我們怎樣提供支持。和諧的關係會讓人活出有意義的生活，可是這點常被忽視了。

和諧的關係意味著，興趣相投、彼此欣賞、相互理解。和諧關係的結果是，人們耗在一起，互相包容。有效的溝通有賴相同的語言，而歡喜的溝通，則需要和諧的關係。如果對方不在意我，他就不可能關心我，聽進去我的話。

關係不好，溝通不會順暢，表示我們不願意彼此分享。想要融洽地互動，有施有受，就必須創造出和諧的關係。

留意對方的好處、說對方的好話，是重建信任、促進融洽的方法。關係和諧常被漠視，只因為這是常識。然而在今日，常識具有無比的威力。

「他喜歡或需要什麼？」我問道。

「不知道。」

「去弄清楚。」

「可是他有自閉症。」

「自閉症的人也喜歡和需要某些事物。」

「你不可以說是自閉症的人，這樣說很沒禮貌。」

「可是不知道他喜歡或需要什麼就有禮貌？」

大家都明白，不用等到七星聯珠還是命運的安排，關係才會融洽。有時候人們自然很投緣，不過很多時候關係的建立，還是要花費心力和時間。

要花時間去熟悉彼此，才會產生默契，常識也不會告訴我們對方喜歡什麼。花時間去弄清楚對方的興趣、偏好、性格，你才會得到可觀的紅利，就是彼此的和諧默契。

你一眼就認出彼此有默契的兩個人，因為他們互相在意對方，會留意到對方在做什麼。只要其中一方願意，好的默契很快就會擴及彼此。投資在和諧的關係上就好比在情緒銀行裡存款。投資越勤快，收益也越大。這也就是為什麼英語成語用「付出關心」（paying attention）的字樣來表示「在意」。

你怎麼可能可以和挑戰行為者、嚴重心智障礙者，甚至極重度自閉症者建立默契？Ephraim 說，要這樣做，第一步就是認真看待對方；然後，「不斷把你自己與對方重視的人事物連結在一起，當你一出現時，就表示有好玩的事了」（Carr et al., 1994, p. 112）。

有可能一開始你就搞砸了，用「情緒銀行帳戶」的觀念來看，你已經透支了。要想重新來過，最好避免控制權的爭奪戰，只要花時間列出對方喜歡的事物來。這件事不必透過言語就可以達成——當對方起身離開某個人、事、物，你就知道他的好惡了。（假如這樣你還想不到對方的好惡，那就是你的問題了。）

接下來，你要花時間不著痕跡地安排對方所喜歡的事物。不要讓對方

額外賺到什麼東西——這麼做不是獎勵——只要給他所喜好的事物就好了。很快，他就停止把你和不快的要求聯想一起，而你現在所代表的都是正向的經驗。就像所有的投資，投入越多，收益也越多。關係的建立不是一次性的，而是細水長流。有了好的關係，你們就會喜歡花時間彼此在一起。因此，好的作法是，滴水穿石式地建立默契。切忌暴衝式地出現在對方面前，讓對方承受不住，這樣做反而會傷害了你們的關係。假如對方一看到你拔腿就跑，你就得把腳步緩下來。

有些家人和工作夥伴也許會認為你花時間在玩樂上面——「你不好好工作卻只顧玩樂」。我要說，工作和玩樂並不衝突，投資需要時間才能得到收穫。最終你可以向大家證明，你的時間並沒有白費。

> **問題討論**
>
> 1. 在尋求行為支持之前，當事人的人際關係穩固或破裂？
> 2. 你是否明白當事人所偏好的人事物？
> 3. 這些機會多嗎？不用花費嗎？
> 4. 你們是否有共同的興趣？
> 5. 在選擇支持者這件事上，當事人有多少發言權？
> 6. 支持者是否積極為當事人提供美好的現在與未來？
> 7. 當事人對於周圍的支持者所看重的是哪些特質？
> 8. 挑戰行為出現時，我們的作法是否保障了當事人擁有安全和可敬的關係？

到後來，當你陪伴對方時，他就很少出現挑戰行為，甚至你們彼此喜歡黏在一起。必須常確認，在忙碌的作息中，我們肯花時間來了解對方，找出共同的興趣來。而專業的身分，有時候反而成為發展默契的絆腳石。

支持者有時候會被告誡，找出跟對方相同的興趣不是我們的職責。他們也許被告知，別花時間陪伴對方。「支持者的支持措施不包括花時間在

84

一起玩樂」，這樣的想法是沒有必要的。Dave Hingsburger 認為，如果我們願意多花一些時間「陪伴」對方，而不只是「做事」，那麼我們會更認識彼此（Hingsburger, 1998）。最終人們會發覺：缺乏和諧的關係不是因為能力不足，而是出於態度問題。

建立關係很重要，因為有了關係，學習就變得很有趣，也更快速；也因為有了好的關係，日子就變得更令人愉快了。好的默契讓你出現時就帶來歡樂，你本身就是一個信號：「我可以給你你喜歡的東西。」投資在關係上面，可以使你平安度過困難的時光。在困難時，你可以從情緒銀行帳戶中提款出來，提醒對方：他認識你、他信任你，而你永遠會在對方身邊，但是現在他的行為讓所有的人日子都不好過。 85

問題討論

1. 我們是否有時間陪伴當事人，或跟他一起參與活動？
2. 我們的角色是來自於我們所完成的事項呢？還是取決於我們所投注在關係上的時間？
3. 我們單位的主管是細節管理者還是充分授權者？
4. 我們是否和服務對象分享興趣？或只是像機器人般地依令行事？
5. 我們是否有權說：先不管作息時間表，你想外出野餐嗎？
6. 我們知道怎樣可以讓當事人覺得好笑？

五、溝通是別人的問題

阻礙我們去了解心智障礙者的，往往是溝通問題。大家會說，「他們的」接受性溝通能力弱，而「他們的」表達力讓我們難以理解。正如偉大的哲學家小熊維尼所教導的──讓我們先清清自己的耳垢吧！

對了解挑戰行為很重要，但較少被提到的是「我們」之間相互的溝通 86

能力。（誰會去花錢研究這個議題呢？）我參與的許多會議中，有一隻重要的大象是我們的組織力。

　　這也是一隻隱藏得很好的大象。每個專業人員為了維護自己的利益而怪罪對方不溝通；當我們心知肚明自己未達標時，也會把責任怪到家長或同事頭上。

　　心智障礙的服務領域裡充斥著各種專門知識。我們有著各種互不溝通的專業部門，像是心理學、護理、語言治療、個案管理、社工、職能治療、精神醫學，以及過去幾十年來冒出頭的各種行業，然而我們仍然抱怨經費到達不了服務的第一線。即使很多時候不同的專業人士被綁在團隊當中，實際的情形並不是所有的團隊都有良好的合作默契，因為不是所有人都知道怎樣讓團隊發揮合一的效果。

　　心智障礙者及其家人所走過的道路，要是能夠描繪出來，會是多麼寶貴。他們的旅行日誌裡充滿著扭曲的地圖、不期然的路徑重置、長時間的耽擱、不斷改變的臉孔。父母所描繪的路徑很少是筆直的，路程中不斷遇到障礙物。原本應該是用來支援家庭的（社福）體系，反倒成為這些家庭焦慮和挫折感的來源。

　　向合格有經驗的專業人士諮詢，以獲得有用的策略，順理成章。不過實際上想要取得這些忙碌緊湊的專家幫忙，說的比做的容易。有個會議主題是如何把提供給家庭的各種服務整合起來，在那裡我聽到這句話：「我們只需要確定，他們適合擺在我們所供應的服務當中哪個位置就好。」這句話真叫人吃驚，說這句話的人搞不清楚重點，本末倒置！

　　專業人員是一項稀缺的資源，不過他們不應該恃才傲物、自抬身價。他們既然受到專業的訓練，就有義務盡其所能傳承給使用者。換句話說，家人、支持者、自閉症者、心智障礙者等人都不只是專業人員牟利的工具而已。他們之所以存在，是為了要提供服務，而不是白白地糟蹋資源，誇誇其談，爭論「財務的針尖上有多少天使在跳舞」（比喻「無用的瞎

87

扯」）。自閉症者、心智障礙者並不是為了專業人員而存在的，家人也不應該被要求跳火圈才能得到資訊和支援，畢竟這些都是他們所需要的，也是法規賦予他們的權利。

如果兒童或成人周圍的各樣團隊無法互相交流、彼此合作，全體所提供的服務品質會很差。溝通是每個人的責任；假如溝通的意思是「共用同一個符號，使用這個符號來傳遞訊息」，那麼服務對象周圍的人就應該彼此理解，說共同的語言，或至少有個現成的翻譯。我們不應該互相撕裂，而是應該彼此交融。

專業人員很容易賣弄專業術語，這樣說話可以提升他們的地位。專業性意味著我們獨有的知識，賣弄術語使我們與眾不同，因此語言常常被用來誇傲自己的地位。家庭期待著不同的專業之間服務相通、有用，然而其中有些家庭的成功不是「由於」（because）有專業人員的參與，而是「儘管」（despite）有專業人員的參與。假如把支持孩子的工作想成一項工程，那麼各個專業人員都是分包商，而家長和服務對象才是真正的總包商。

問題討論

1. 工作夥伴、社福單位領導、家長等人是否表現出好的溝通能力呢？
2. 我們的團隊和其他專業人員之間促進溝通的作法順暢嗎？
3. 工作夥伴之間究竟是合作無間還是各懷鬼胎？
4. 挑戰行為發生時，專業人員的反應究竟有助於緩解還是提油救火？

六、健康

88

頭痛、牙齒疼、尿道感染、偏頭痛等毛病都會影響人們的人際互動。我們知道疼痛跟生病會影響我們的行為，然而，我們卻不太能體會心智障礙者或自閉症者的健康情形。我們漠視疾病的影響，因為他們不如障礙來

得明顯，於是我們的眼光都專注在障礙上。向醫療人員請教生病的可能性和治療的方法，是房裡的大象之一；早一點找到它很有益處。

在第四章當中，我們介紹了兩種前事，「背景事件」左右了先兆的增強能力，「先兆」又預示某個行為，後果則增強了行為。因此我們需要考慮這些事：

1. 病痛（如便秘、食道逆流）。
2. 癲癇。
3. 過敏。
4. 疲倦、倦怠。
5. 荷爾蒙變化。
6. 藥物作用。
7. 剝奪食物、飲食控制（如咖啡因）。（Emerson & Einfeld, 2011）

這些生理議題的作用就是挑戰行為的「背景事件」或「啟動操作」。

我們必須詳細評估身體健康狀況。有時我們很難確認是否有某些症狀，所以認識懂得心智障礙者的醫療人員是很重要的。例如，在重度或極重度的障礙者身上檢查出聽力損失的機會很小，原因是那些症狀可能被認為是認知障礙造成的。所以，聽力損失常常被忽略了。人們或許會把聽力損失所造成的誤解解讀為心智障礙的結果。

89 藥物經常是挑戰行為處置的一環。有證據表明，精神藥物（psychoactive）在出現挑戰行為的心智障礙者身上被過度使用。為此英國衛生部有一個方案名為「停止過度用藥」〔Stopping Over Medication of People (with learning disability, autism or both) (STOMP)〕，讓大眾對這個議題有些警覺性（NHS, 2018）。

藥物的多重副作用常常被忽略掉，健康評估一定要包含藥物檢視，特別關於副作用的認識，包含嗜睡、頭痛、沮喪、胃口改變、精神混亂以及口渴。

最後，除了注意到當事人跟周圍的人如何互動外，也不要忘了某些生理因素例如遺傳疾病。某些疾病被認為和特殊的行為有關。例如，小胖威利症候群可能會出現過食、異食癖、膚色淡的問題。對於顯性遺傳特徵的完整檢查有助於了解如何教導替代行為。

問題討論

1. 當事人是否定期做牙齒和健康檢查？
2. 最近一次的視力和聽力檢查是什麼時候？
3. 六個月之內是否做過用藥審查？
4. 挑戰行為的處方藥，有沒有替代品？

七、支持家人成為堅強夥伴

　　家人可以成為情報和能量的後盾，沒有兩個家庭是 樣的，要把他們共同的「想要」和「需要」概括出來，不切實際，因為有太多例外了。人數、想法、性別、能力或許不同，但是家人就是家人——家人沒得選，就是這樣。出席家人的聚會場合，其實就是同理心和常識的應用。家人是最了解孩子的人，和他們在一起，可獲得的益處不可言喻。

　　研究表明，障礙者的家人會搜尋訊息，來了解障礙的後果是什麼，有哪些現存的服務方案，及最佳的處置策略是什麼（Santelli et al., 2002）。作為顧問，理當關注急迫的問題，協助家人成為堅強的後盾，以面對艱難的情境。Richard Hastings 的研究強調，父母是否快樂會影響孩子的行為，反之亦然；因此需要更加關注家人（和支持者）所面對的壓力（Hastings & Taunt, 2002）。

　　Li-Tsang 團隊反對一個普遍的看法——「有身心障礙的孩子」本身就是壓力的來源；其實這個團隊發現，這樣的家長雖然多有壓力，卻也有喜

90

樂；也就是說，特殊需要不等於無解的難題（Li-Tsang, Yau, & Yuen, 2001）。作者重點是，要找到策略來強化家人的應對能力和正面積極的態度。他們主張，心智障礙的孩子也可以成為家人和睦的貢獻者，因為他可以凝聚家人的力量。好的作法是，對孩子抱持實際正面的期望，接受親職教育，培養解決問題的能力，並擁有堅強的個性。這個研究的關鍵發現，家長們重視本地的支持網絡。專業人士和顧問可以扮演的角色是，為這些家庭的網絡做出路標來。專業人士的溝通方式會影響家人對自己應對能力的感受（Bromley et al., 2004）。要記住，家人不見得是無計可施，他們有可能只是倦怠了（Green, 2007）。

91 家庭間構成的網絡就是現成的社區，也就是共享興趣技能的一群人，彼此之間有著情感、實用、資訊的扶持；有共同經驗的人群可以彼此造福對方。家長對家長的支持模式是一種不必仰賴專家的方法，家長之間的「專業能力」其實分散在各個角落，沒有獨一無二的權威。

相同處境的人所給予的情緒支持無可替代；知道他也走過相同的路，你就有個同盟者，在情感上和實際上都可以得到支持。有人分享知識，不以苛責的態度來傾聽，會讓你更容易成功。擁有身心障礙者的家庭讓人既疲憊又喜樂，身心障礙在維繫家庭傳統之餘會導致更多的負擔（Kincaid et al., 2002）。

家人擁有專家的知識，就是從切身之痛所得到的。常常聽到的故事是，家人的聲音被消音了或忽略了。家人因為沒有大學的文憑認證，他們所說的就如同糟粕；這樣的看法損人不利己（Danforth, 2000）。叫家人單單倚靠專業人士，無異於使他們失能。當被告知孩子有障礙或特殊情況時，家長期待專業人員會說明對生活造成的實際影響、鼓勵發問，和表現出情感上的同理心（Jan & Girvin, 2002）；即使診斷之後，也不能忘記同理心。

專業人員或顧問與家長會談時，有一些有用的指導原則可以遵循：

1. **除掉陰霾**。不是家家戶戶都在經歷痛苦；很多的確如此，不過很多家庭忙著鞏固家人的凝聚力，為所缺乏的奮力打拚（Summers, Behr, & Turnbull, 1989）。有人會用「不幸得到」（suffer）的字眼，例如：這個孩子不幸得到癲癇、他們不幸得到脆染症。只要與障礙者的家人和相關人士會談十分鐘以上，嘴上老掛著「不幸得到」字眼的人，立刻會改變什麼叫做不幸的看法。

2. **要務實**。Eric Emerson 提醒，心理學家應該像水電工，而不是像象牙塔裡的學者（Emerson et al., 1998）。對於處理挑戰行為的支持者來說，這是很實際的忠告；家人需要的是幫手，而不是挑剔者。對很多家庭來說，找到願意傾聽的夥伴並不容易，如果這樣的事變得稀鬆平常，那就不得了了。

3. **語言是符號**。主動傾聽是一種理解的行為，在正向行為支持（PBS）圈子裡，已經被廣泛地討論了許多年了。它通常被放在「亡羊補牢策略」（reactive strategies）裡來討論（參考第八章），這意味著，人們只有在危機發生時才會認真傾聽，這當然是件蠢事。

在危機發生之前就認真傾聽才是有用的，細心傾聽就可防止危機的發生。主動傾聽的前提是，不只是表面的理解，而是要去發現背後的意思。要敏感察覺語言溝通裡的細微差異，成為盡責的溝通夥伴，才能和家人建立和善友好的關係。

在會談中要積極地傾聽。人們會說很多話，有時會說大話、說空話，甚至是帶有煙硝味的談話。透過主動的傾聽就會明白，高姿態或用話壓人，不過是掩飾自己缺乏主見、解答、貢獻的心虛罷了。我們所說的話不應該用來混淆視聽，而是用來促進理解——明白為什麼說「混淆視聽」了嗎？行為專家們已經學會包裝他們的語言，然後見人說人話。很多時候，他們用語言來貶損家長。

92

太多類似「正向增強」的術語，會讓你吃閉門羹。更重要的是，我們因而失去了從家人那裡得到重要的知識。

93　　因為我們的術語讓人摸不著頭緒，也讓他們與我們疏遠。滿口專家術語會讓你更孤單。語言可以讓你和家長結盟，也可以在你們當中樹立一道牆。

4. **要誠實**。行為有時候糟糕透了，讓人恐懼，也摸不著頭緒。坦白說，挑戰行為讓胃翻騰、想吐。然而好消息是，行為具有規律性。你的職責是提醒家人，這些都是可以應付得了的問題——這些家人因為睡眠不足或鄰居的嘲諷，常常焦躁不安。不應該小看行為糟糕的一面。別叫家人振作起來、歡喜面對，「就可以克服」。也不要告訴他們，你的女兒打自己，只是一種「社會虛構的現象」（social construction）。你必須坦白，大便沒有香水的味道。它很臭。然而，與家人合作意味著共同找出答案來。

5. **別逞英雄**。誰不想當英雄？英雄自有答案（人人都想被人看成有用的）。然而就如 Will Rogers 說的，英雄是地球上最短命的行業。我可以獨居，模仿偉大的俄國小說家（全都死在雪地裡）寫作，然而與家人相處相愛勝過於獨居。我們這些實務工作者要記住，為了執行自己的控制策略熬夜到清晨 3:00，來處理孩子突發的狀況（好像他長了五條手臂、六條腿，又有能力吐口水穿過 17 公尺外的針眼）的不是我們。

這些故事告訴我們，分析式的專家知識不是最重要的。英雄在螢幕上還算可以，但是在實際的生活當中，激勵者以及有團隊精神的人更受人歡迎。

94　　6. **走下十字架，木頭才有用**。Tom Waits「上到屋子來」（Come on up to the Hous）歌裡的這句話是很好的忠告。當人們不聽我們時，當我們精心設計的方案失效時，當人們不理會我們的用心時，我們就

很容易責怪自己。與其自怨自艾，咬牙切齒，氣憤難當，不如找人支持自己。我聽說有人的勸告是，要待人如己，問題是多數人都惡待自己，譬如：常常自責、沒有花太多時間和家人相處、工作過勞、不愛自己。你可以悲傷，然而你要確定，不久之後你就要振作起來，想辦法讓未來不再有同樣的感覺，給自己一些空間吧。

7. **不要用減法，要用加法。**既然採取了 PBS，我們就被允許（被期望）要有系統地思考。在評估情況時，不要把焦點放在如何「減少」標的行為，而是想辦法讓家人表現更多激勵的行為，並且增加幸福感和樂趣。孩子或許是焦點，但家人也是重要的盟友，他們可帶來改變，也應該被支持。不但要修復問題，也要修復環境。不要只是「對付」一個單項的行為，不要「管理」行為，然而卻要支持正向的行為；這是完全不同的概念。

愛是家人之間最重要的特性，若是忽略它，後果就不堪設想。但是，愛不簡單、不那麼優雅，也不容易套入公式；愛標誌著矛盾和恐懼。父母常懷抱著矛盾的想法，一方面接受差異，一方面又希望差異不存在：

愛孩子和期望孩子痊癒的父母，知道所謂的照顧一定涉及接受彼此矛盾的想法。意思是，家長一方面接受孩子的固執性（他們有著不同於常人的世界觀），另外一方面卻要把他們從固執中解放出來。（Silverman, 2012, p. 235）

我們的工作當中，正視人們的感受是非常重要的一個環節。

8. **做對的事。**我們所重視的未必是家人所重視的，家人關切的未必是老闆們所在意的效率指標。我們的角色就是支持服務對象，並且去教導服務設計者，畢竟現行的服務對成效指標並不考慮家長所重視的價值。家人們要的是支持措施的良好品質，而不是服務次數的量。

95

某個家庭所追求的小小事物對他們來說並不小。委員會所核可的金額或服務量小小的減量，對家人來說，並不小。沒有給他們所需要的或法定的資源，意味著，貧者越貧。今天在預算上省錢，明天就在問題上累積，而造成的痛苦會代代相傳。

這樣的後果難以避免，因為我們的服務是針對這些家庭的需要。還好，服務並不是支持措施的唯一來源。

身為實務工作者，我們可以選擇滿足家人的需要，或者給他們不需要的東西。PBS 對家庭和友誼的正面影響，文獻跡證斑斑（Fleisher, Ballard-Krishnan, & Benito, 2015）。然而也有自稱是 PBS 的劣跡事證（在醫院、在單位、在社區）。他們和 PBS 的相似程度，有如色情和愛情之間的相似性。這提醒我們，除了科學以外，價值觀也是 PBS 的基石。

96

> **問題討論**
>
> 1. 你的督導是否定期召開「只限專業人員」的會議，而你沒被邀請出席？
> 2. 家人是否完全參與決策的制訂？還是被晾在旁邊？
> 3. 家人是倡導者。他們關注所愛者的福祉，請問專業人員的切身利益是什麼？
> 4. 家人說最尊敬的專業人員通常樂意分享他的經驗，也善於傾聽（而不是自說自話）。你認識的專業人員善於傾聽嗎？
> 5. 從專家所寫的報告當中，你可以認出誰是你的孩子嗎？

八、勝任

不少成年人必須依賴他人有能力的支持，才能過好生活。假如支持者冷漠、生疏、漠不關心，假如他的行動沒有出自好的價值觀，假如他的工

作不是當事人本位，假如他的組織文化缺乏糾錯能力，生活當中難免充斥著矛盾衝突，這也是挑戰行為的溫床。

　　服務王國有一個常見的想法，就是認為對於心智障礙者的支持工作，是低技術的工作。還有一個假定，就是認為一切的服務、一切的經理人、一切的支持團隊，都應該一致化，所有的服務也應該整齊劃一。

　　顯然，要支持這些人是非常複雜精緻的工作，而經營這些服務方案、領導團隊人員都是高度專門的職責。這些專業能力的內涵是什麼，有很多的想法；而能力可由服務的品質來衡量，光是學經歷無法代表什麼。真正的能力表現在「做出來」，而不是「說出來」。

　　龐克搖滾樂手說每個人都會彈吉他，錯了。人人都可拿出樂器來胡亂彈奏一番，只是要彈出好的曲調有賴於好的技術——任何技術都要花時間練習。社福服務的品質不一，就算是政府的標案，也未必與宗旨相符。好的服務必須精心策劃，它不會憑空冒出來。其實成人服務的方案良莠不一，好壞參半。

　　今天在英國的服務王國裡頭，「做」正確的事已經被「談」正確的事取而代之了。人們耗費太多時間在網路上，蒐集不尋常的成功故事，然後假裝他們都是稀鬆平常的經驗。也花時間在融合會議上，規劃那些永遠不會被落實的事。很多時候，「談論」變成工作本身。

　　靠著談論，人們得到升遷、讚許、調薪，所以人們寧可出一張嘴。服務對象不在意你的計畫有多美好，只在意固定有人來幫他們，讓生活更好。很多家長不能批評服務或學校，因為那是他們唯一的選擇。很多家長覺得他們沒辦法提供建議，因為擔心被排斥或貼上「難搞」的標籤。

　　良好的方案、學校和專家不怕「難搞」的人——有人願意開口批評糾錯，就應該謝天謝地了。在會議上，要是有人提到「愛」或「全人」的字眼時，人們都會驚訝地（從埋頭看報告中）抬起頭來，因為文件報告中充斥著胃造口、癲癇用藥、危機管理策略等高大上的字眼。然而多虧了難搞

97

的人，願意出面向有權者問責，問些讓人難堪的問題。

難搞的人會聽出好到難以置信的故事，他們會找出報告裡的錯誤。難搞的家人不應該被消音或打壓，也不應該成為「必去之而後快」的人；他該被納入好的服務方案當中。難搞的工作夥伴不會為了質疑而去質疑（權威），他是為了服務對象而質疑有問題的決議。社福方案需要的是兢兢業業勤勉工作的人，因為公家機關往往使用最低標來檢視服務單位，因此當事人的福祉不見得可以得到充分的保障。

多數的家長並不要求完美的方案和聖潔的工作夥伴，他們需要的是好人、誠實的方案，言行一致。好人會接納錯誤，也會包容難搞的人。而品質是被扭曲了的地圖。品質和疑問會綁在一起，是每個人的職責。

這些日子，很多人都說他們懂挑戰行為；你所認識的每個人也說，他們了解正向行為支持——縱使在網路研討會上他們睡了半天。好的PBS工作者或許沒有漂亮的大學文憑，但是知道如何以身作則。好的 PBS 工作者可以一眼看穿假貨，也知道如何把它們弄走或改造為良品，因為在提供良好生活品質這件事上面，不能讓頭腦不清楚的人來攪和。

如果你去訪問一家有本事處理挑戰行為的單位，你會發現：

1. 學員忙著參與有意義的活動和連結關係。
2. 他們所提供的支持一以貫之，也鼓勵溝通。
3. 學員和工作夥伴都有明確的作息安排。
4. 他們會提供、製造、尊重各種選擇。
5. 人們的互動充滿和諧。
6. 他們的工作有建設性、有預防性、不懲罰。
7. 他們的宗旨是良好的健康、最大的福祉。
8. 學員會學習新的技能、有機會體驗新的事物。
9. 從當事人的過去、生活經驗、實際評估當中，蒐集資料來做決定。
10. 學員和家人可以參與決策。

11. 主管和督導經常在現場操作最佳實務方法。

這些準則是 PBS 協會（PBS Academy, 2016）所提供的，你可以把它放在心上，用它做準繩，特別是在參觀那些指鹿為馬、顛倒黑白的機構時。

PBS 工作夥伴常常需要有三頭六臂來面對困境。而且獲得知識很花時間、專家難尋、時間就是金錢。挑戰行為的專家一員難求，表示資源稀缺，也表示這個行業是當紅炸子雞。殯葬行業或許也如此，不過 PBS 工作夥伴要和（活）人工作，好的 PBS 工作夥伴會以身作則。

以身作則不是訓練，是一種身教。師徒制和上大學兩者有別。我寧願有經驗肯思考的人來服事我的孩子，而不是只讀了一本書就來的人。接受正式訓練的 PBS 工作夥伴不見得能提供更好的服務品質，單單訓練是不夠的，不過至少這是個起頭，讓人知道什麼作法是有用的。

Blunden 說，心懷品質的服務單位文化來自他們的價值觀（要緊的不是服務計畫的量，而是品質。重要的是，依據單位的價值觀來教導學員）。Blunden 說，顧客的想法和經驗才是考量的重點，他也認為，在乎品質的服務單位其實比較沒有太多的官僚體系，比較民主，也比較有彈性：

> 為解決特定問題，設置了不同的小組和任務編制；不讓組織的正式架構成為達成目標的障礙；鼓勵支持者有創新的想法和作法；大家都體認到新的想法不見得會成功，即便失敗也會被容忍，但會從中學習。
> （Blunden, 1988, pp. 109-110）

PBS 的工作夥伴，深知社福單位的小毛病，也熟悉這個不理性物種的理性科學，因此擅長於引導改變、循循善誘、親身示範種種有用的方法。PBS 的工作夥伴以身作則，捲起袖子下海工作，而不是等到世界變完美了才下海（Blunden, 1988）。

經理人和領袖之間是有差別的。領袖開路，經理人跟隨；在沒路可走

時，領袖也會做正確的事。雖然兩者都會做正確的事，但是領袖要審時度勢，順勢而為（Bennis & Nanus, 1985; Shackleton & Wale, 2000）。沒有以身作則，任何單位都會顛簸而行，既無法成長也不勝任。一個勝任的單位能夠：

1. 找出機會讓學員參與、愉悅、被認真看待。
2. 不必等到專家諮詢，自己找到解決方法。
3. 注重個別差異。
4. 遵守承諾，排除障礙。
5. 幫助學員學習事物，尊重自己也尊重他人。
6. 用開放的態度接納異己。
7. 找到最佳實務的證據，也找到落實單位價值觀的證據。

用開放的態度接納異己，又稱為「重置框架」（reframing）。有時周圍的人聚焦於改變當事人某個不那麼要緊的行為；有些人堅持在促進生活品質之前，一定要把所有的挑戰行為全部消除掉；他們期望當事人會變得安靜、溫和、順從；他們希望你能夠讓當事人融入他們的服務當中。

當付錢的人期待你「跳進來，修理那個人，改正行為，縫補破洞」時，你要拒絕，因為要做到是十分困難的。現實世界是：行為輔導員被要求去完成一個小小的奇蹟，讓挑戰行為不再發生。不過，讓要求看到奇蹟的人自己也跳進來做出貢獻，才是真正合乎道德的事。

有些人想要保有大象，卻又要求你想辦法讓當事人與大象和平相處。這是緣木求魚。

當某人不斷地要求你去做不可能的任務，提出這種無理要求的人，應該就是個「經理人」。反之，如果那個人願意傾聽，願意跟你一起找到克服障礙的方法，那個人肯定是個「領袖」。

生命苦短，別浪費在不夠好的服務單位裡。真正有權做決策的人是服務對象，不是哪個陌生人，也不是哪個支持者。我們的責任是讓服務提供

者想辦法把房間裡的大象找出來，然後移走，而不是去修理當事人。

　　如果我們發現，挑戰行為的出現是因為某個不合理的人事物，只是去改變挑戰行為是不對的；這就是為什麼 PBS 主張要改變不合宜的環境。

　　挑戰行為者有權得到人道的支持措施，而不受到妖魔化、貶低、侵權、處罰等不當的對待，任何勝任的單位都不會做以上的事。

102

問題討論

1. 是否有在地的高品質的服務單位適合你？
2. 此單位是否接受困難的問題？
3. 此單位是否符合 PBS 協會所訂的準則？
4. 此單位的領導是否以身作則？
5. 此單位為當事人量身訂作，還是要求當事人削足適履？
6. 是否與其他服務使用者和家人諮詢過了？

九、快樂大哉問

　　本節篇幅較長，因為實際的大象比電視所見的更大，連看不到的大象也是如此。要是房裡任何一頭大象被疏忽了，不幸福指數就會升高。不和睦、不良的溝通、不健康、沒有個人中心的支持、組織失靈、領導不當，全部都跟不快樂有關。

　　很多接受服務的心智障礙者房裡有許多大象，多到把快樂擠出去。好的工作夥伴懂得為當事人準備午餐，知道怎樣使他們快樂。

　　或許你相信我告訴你我很快樂。然而，我並不那麼認識你，我無法完全對你坦白。我或許只是重述了你所建議的，更糟的是，我也許知道你有我家的鑰匙，所以你對我有很大的權力，我當然只能告訴你我很快樂。不過，你可以觀察我的行為來驗證：我的行為真的和我的說法相符嗎？

103

　　如果你的對象是嚴重心智障礙者，無法清楚的表達，你也許可以擬出一個清單，列舉快樂時表現出來的種種行為，然後檢核它們發生的頻率。想像一下，就頻率、時長、強度各方面來看，我的快樂行為有沒有預期中的高。這樣的資訊很有用，可以用來改善關係和支持工作的品質，使它重新聚焦在快樂和樂趣之上。這樣你就可以創造很多機會來使我快樂。根據我現在愛做的事，你就明白我的快樂來源，也可以試著發掘新的經驗。你總能從當事人的現狀出發，衍生出更多的愉快經驗。

　　透過詢問我周遭的人什麼事情讓我感到愉快，然而家人和朋友總是比我的醫生更懂得這個問題的答案。從觀察我的實際表現，就可明白他們所說的是否正確。

　　另一個找到我快樂來源的方法是透過「喜好評量」來達成。這個評量一做好幾天，在不同的場所，跟著不同的人來實施的。你按照親友所說的清單，安排不同事物讓我選擇，看我的反應，這樣就可以看出哪些事讓我快樂。更簡單的方法是，擺出一些事物來，看我偏好選什麼。

　　如果你知道某些場合我特別不高興，你可以這樣做：

　　1. 避免讓我在那個場合。

　　2. 改變環境的規劃或布置（讓它更有趣、更活絡、時間更短）。

　　3. 巧妙地讓那個場合鑲嵌在讓我快樂的活動當中。

104 　　4. 讓喜好的項目在不喜歡的項目之前出現。

　　5. 讓喜好的項目在不喜歡的項目之後出現。

　　小確幸可以走很長的路，然而一點小小的不愉快卻可以天長地久，就像房間裡其他的大象，促進快樂可視為「前事」，因為這個策略改善了環境，而減少了挑戰行為的發生。如同關係和諧、好的溝通、生活有趣，生活快樂也涉及更多有趣的人事物和場合。快樂既是實務也是科學（Reid & Green, 2006）。想法子去規劃出好日子來，但不要期望它會不請自來。

　　下一章我們會討論挑戰行為的成因，在此之前，有必要記住：如果我

們知道挑戰行為前後發生的事，我們就可以蒐集到資訊，知道快樂行為的前因和後果。好多人花很多時間去測量挑戰行為；一些人每天好幾個小時在地上打滾、咆哮、被約束、被羞辱；因此，花時間想法子去應付這些糟糕的行為，不如把這些時間用來規劃出快樂行為──或許問題就此消失了。

　　眼下只看到挑戰行為會讓人忘了認出和創造快樂的事物；太多機構靠著讓人處在不愉快當中過活了。

問題討論

1. 當事人快樂時有什麼跡象？
2. 使他快樂的原因是什麼？
3. 什麼事是他快樂的先兆？
4. 當事人快樂有什麼後果？
5. 列出長串清單，指出讓當事人快樂的活動、人物、場台、音樂、遊戲、電影、運動、食物、交談的方式、穿著、鞋子、髮型、藥妝品。

十、再見，大象

　　本章要大家睜大眼睛，看看房裡有沒有妨礙幸福生活的大象；就算只有一隻現身，生活或許會貧乏也會出現挑戰行為。這時，我們不要認為這是病態，只想用藥物來處置，責怪你，或送你到遙遠的評估中心去接受治療。

　　你會希望我們在居家、工作或娛樂的現場，來了解你的行為。送你離家到很遠的地方（醫院）評量你的行為，這是愚不可及的；充其量只是為本地缺乏資源與專業來遮羞罷了。

　　你或許會希望，當我們在解釋不當行為時，我們會想辦法了解你的生

活出了什麼狀況，才導致這些行為。我們會問一些有關你生活的大問題，我們或許沒必要立刻做當事人本位功能評量，或許只要趕走所看到的大象，問題就解決了。

在找大象的時候，好的偵查者會注意行為的各個面向，記錄行為的影響力，包括：發生的頻率、強度、時長。好的偵查者會找到不快樂和快樂的來源，他們會畫出快樂的路線圖；好的偵查者會比較趕走大象前後行為的變化。少了想像力和價值觀，也聽不出行為背後的訊息，挑戰行為就會成為阻止正常生活的障礙。

106 第一次見到挑戰行為者時，他的惡名有如刺眼的日頭，關於他的其他事情都躲在日頭的影子下。壞名聲吸去了我們所有的注意力，以至於我們對房裡的大象都視而不見。所以，不要只看到壞名聲，更要留意房間裡的大象。

要點

1. 行為諮詢前，有必要查核房裡躲藏的大象。因為可能是某隻大象觸怒了當事人，導致他出現了挑戰行為。

2. 這些大象的名字是：歸屬感、當事人本位的支持、積極有趣的生活、和諧的關係、溝通、健康、對家人的支持、勝任的服務、快樂。

3. 如果你不認真看待這些大象，任何你應對挑戰行為的措施都可能徒勞無功。

十一、讓你的人性得到充分的滋養：瑪麗的故事

　　機器人看不到的東西，人類看得到。滋養你的內在人性，你就能夠發揮本性，創意十足地解決問題。在挑戰行為國度裡待了一陣子，你就會開始如同 Herb Lovett 一樣產生懷疑，究竟誰才有學習的困難——是服務對象呢？還是服務提供者？

　　有個叫做瑪麗的人，只要得不到她要的東西，她就會黏著某個男性支持者，不久這個行為擴展到許多場合裡，然後，她甚至會黏住一整組的人。依照傳統的標準，很多這些支持者長得並不算是很有吸引力。瑪麗的日照中心從某日起改變了作息表後，她變得不那麼愛待在中心，常常要求回家。日照支持者說「不」的次數大增，他們希望瑪麗乖乖遵守新的作息表，畢竟這個作息表對他們很有利，只是瑪麗適應不良。機器人的麻煩是，他們認為其他的人也應該是機器人。

　　於是瑪麗打了某個支持者，跳到她身上，然後一群人蜂擁而上，連平常不知道躲到哪裡去的人，這時也悄悄地出現了。當這些人冒出來時，瑪麗一一跳到他們身上（她現在很有本事做這個動作）。然後，支持者就說：「妳不可以這樣，回家，妳要學會自我控制。停止胡鬧！」然而瑪麗卻因此學到了新的行為，因為支持者不斷地教導她。有一天，我帶著欽佩的眼光觀察到瑪麗穿上外套之後，才出現毆打員工和跳到身上的行為，以獲得被趕回家學習做好學生的待遇。當時我照顧另一個服務對象，瑪麗的行為就像支持者被打時發出的哀嚎聲那麼引人注意。一旦她跳到你身上，沒有人會忽視；然而當她沒有這個行為的時候，沒有人會注意她。

107

81

　　為了這種跳到身上的行為，他們就去諮詢了一個機器人，而這個機器人斷定瑪麗的行為是精神病的症狀，是瑪麗被診斷出來的共病之一。這個說法印證了中心的看法：瑪麗的挑戰行為太嚴重了，太根深蒂固了，因此瑪麗需要找到別的安置場所。但是瑪麗的監護人反對這種看法。

　　在他們採取較具人性化的觀點進一步評估，了解瑪麗不快樂和怪異行為的源頭之後，發現了：

1. 瑪麗熟知的兩個學員最近過世了。

2. 年紀較大的資深員工離職了，取而代之的是年輕的新進員工。
3. 新的管理團隊想要提升學員的自立程度，例如，在他們開會商討如何支持學員時，要求瑪麗自己調製飲料。然而，瑪麗喜歡和別人一道調製飲料，不喜歡這種「自立」。
4. 瑪麗有生以來第一次住進單人房。
5. 日照中心和瑪麗的家園有著截然不同的互動模式：每個地方跟每個人都各行其是。
6. 瑪麗的用藥增加了，目的是去控制她的「行為問題」。
7. 受到行為問題的影響，瑪麗和支持者之間的關係和信任感瓦解了。
8. 除非瑪麗「變乖」，她不再享有任何「特權」了。
9. 瑪麗的房舍修繕時，被迫暫居旅館兩個月。

　　家園以及日照中心的焦點集中在瑪麗的行為問題，而忽視了房間裡的大象。這種聲音掩蓋著了大象出沒的聲音。他們要求專業人員透過「評量」瑪麗，運用大量的資料來「解決」瑪麗的問題。專業人員回絕了，他們期望家園和日照中心好好的照料房間裡的大象。

　　結果是日照中心停止收容瑪麗，家園被告知因為中心重組，瑪麗必須離開。他們寧可讓某個女人無處可去，也不願意移除大象。

　　於是瑪麗離開了日照中心，也離開了住了 15 年的家園，接著有半年的時間住進了一家評估機構，在那裡她停止了跳到人身上的行為，因為她

們採取了壓制的預防措施。當原本理應非常懂你的人，把你從旋轉梯的頂端，硬生生的推下時，你的生活只能快速地向下沉淪。

　　瑪麗的日照中心裡的機器人所期望的是，服務使用者行為端正、心存感激、乖巧順服——即便是在他們的生活一片一片的崩解時也應該如此。機器人很容易被他人的行為激怒冒犯。我所服務的對象常常被認為「具有」挑戰行為，因為他們的行為對人對己都很危險，也是對支持者的冒犯。或許因為我和他們很像，所以我愛我的工作，也喜歡和那些挑戰者相處。

　　依照慣例，我們會說挑戰行為減少時，瑪麗的問題就得到解決了。事實上，瑪麗的挑戰行為會減少，不是因為用藥、不是因為縝密的評量、不是因為支持的方案，而是因為她有了真正的生活。人們往往把挑戰行為當成是一個症狀要來修復。其實找回生活才是解決挑戰行為的秘密，因為挑戰行為常常只是缺乏良好生活的一個症狀而已（Risley, 1996）。這才是符合人性的作法，這也是當事人本位的措施。

　　如果人們執著在機器人的觀點，而不設身處地時，行為介入方案會錯得離譜。如果我們自以為是，堅持「管理」而不是「同理」服務對象，我們會在不知不覺被我們內在的機器人誤導。麻煩的是，機器人始終堅持己見，而絲毫不理會人性的抗議。

　　強化替代行為從而減少挑戰行為，或許不是增強物方案所導致的結果。有可能是當事人變得沮喪無望，也沒有想要掙扎的鬥志了。有可能是因為有人給予他們好的經驗讓他們愉快，而不是因為他們遵循了機器人的方案。行為的改變不見得是你所認為的增強物所致。

110　　　我的經驗是，變化並非來自增強物的安排（代幣、飲料、香菸），而是來自於人性的互動，例如：一個笑容、被人注意了、做了喜歡的事。這些都是人性所喜歡的尋常事物。

> **要點**
>
> 1. 挑戰行為意味著當事人正在經驗著不愉快的生活。
> 2. 處理掉阻礙當事人生活的大象，可以減少挑戰行為。
> 3. 當事人感到困擾的事項可以很嚴重，因此想法子除去它，可以讓生活好過些。

十二、法蘭尼的故事：如何傾聽

　　　問人他們的想法或感受很不容易，尤其當他們不怎麼認識我們時。這就好像叫他們信任一個陌生人。他們可能很緊張，他們可能屈從於權威者（成人、支持者、家長）。法蘭尼的情況是，周圍的人努力傾聽他的話語，想知道他自己的想法和感受，這些人要不就是熟人，要不就是有心營造和睦關係的人。問話的人要先取得對方的信任，而信任感不是來自學經歷地位，而是從積極傾聽對方心聲的每個當下所累積出來的。

　　　每到一個新的地方時，別急著大聲嚷嚷，或隨意批評，最好是同理當地的文化習俗，帶著考察的心，而不是去宣洩我們的偏見。慢慢地，我們就可以察覺秘而不宣的知識，發掘出地方的秘密來；而不是傲慢地將自己的偏見強加於他人身上。認識陌生人跟訪問外國的道理相同，想要認識法蘭尼也是如此。

111　　　法蘭尼答應一週一次在學校跟人談話。羅伯茲女士是特教助理，法蘭尼常在遊戲場與她碰面，她喜歡在那裡和羅伯茲女士交談。他們討論法蘭

尼對學校（「我討厭別的孩子」）和家人（「我不知道以後會怎樣」）的想法。

以下是某一次的對話內容：

羅伯茲女士：你什麼時候會摳你自己？

法蘭尼：我不告訴你。（法蘭尼看著窗外，沒有目光接觸，手腕敲打椅子。）

羅伯茲女士：沒關係，你想說再說。（面帶笑容。）

法蘭尼：有些是秘密。（法蘭尼眼睛盯著羅伯茲女士的鞋子。手腕加快敲打椅子。）

羅伯茲女士：永遠嗎？

法蘭尼：你不會懂的。（法蘭尼摳膝蓋的皮。）

羅伯茲女士：也許我懂。

法蘭尼：（法蘭尼瞧了羅伯茲女士一眼。）沒人懂的。

羅伯茲女士把這段對話告訴了法蘭尼的班導，以及主任老師聶魯達女士。校方人員覺得目前不宜把對話告知家長。他們打電話給學校所諮詢的教育心理學家，以及教育局的行為支持單位。

別的孩子開始捉弄法蘭尼，雖然不是每一天，但是頻率多到讓她更加退縮。班上的老師歐文女士在班會中提醒孩子們校規（乖一點，體貼一點，幫助別人，別抱怨），這時兩個同學說，法蘭尼的特殊待遇是不公平的，因為法蘭尼有十分鐘可以隨意離開教室，而同學們不可任意離開教室。接著有了一番討論：雖然規則是為每個人訂定的，不過還是有著個別的考量。

雖然法蘭尼的父母不是唯一分居的，羅伯茲女士聽說孩子們會嘲笑她。法蘭尼在校內很多時間與成人在一起，她持續和羅伯茲女士會談，不過還是不願意多談家裡的事。羅伯茲女士於是減少談話，多一些彩繪的活動，是法蘭尼喜歡的。羅伯茲女士的想法是，減少要求，盡量讓法蘭尼感

112

到自在。現在校方採用積分制，獎勵全校的學生有好行為、好表現。某次學校的大會中，法蘭尼因為累積了 20 點就得到了金質獎章，聶魯達女士說法蘭尼是個好女孩時，法蘭尼咆哮說「我不是好女孩」，然後奔跑離開了聚會。

在家裡，法蘭尼告訴家長，她要自己洗澡，不用他們幫忙。媽媽林恩認為她的青春期有點早，不過要求隱私對青春期的孩子是正常不過的事。父母都說她的自傷減少了，不過情緒爆發多了一些。兩人都怪罪環境和荷爾蒙的改變。林恩的應對方法就是敦促她到花園裡冷靜下來，媽媽從廚房窗戶看著她。她的同居人茉莉也採取同樣的作法，只是心裡認為應該更強硬一點，讓法蘭尼知道好壞。

當她在爸爸的家時，約翰讓法蘭尼在自己的房間裡冷靜，房間裡堆滿了填充玩具和軟墊。法蘭尼發作大叫時，約翰把門關上，坐在門外，告訴她：「我說她沒事。我告訴她生氣沒關係。我告訴她我愛她。」等到法蘭尼安靜下來之後，約翰隔著門對她說話。「隔著門談話一定很奇怪，也很有象徵意義。隔著門吵架、發出噪音、想晚餐吃什麼、講笑話。等她冷靜下來，等她解釋我做錯什麼、等她告訴我什麼事不高興，然後她就把門打開了。我從來不自己開門。我不會責罵她。事後她要我給她一個抱抱，但是她不會再提起這件事。上禮拜抱抱時，她指頭放在我嘴唇上要我別說話，我完全明白。」

113

問題討論

1. 羅伯茲女士擔心什麼？
2. 和法蘭尼的父母分享這樣的擔心對嗎？
3. 校方提供的支持，足以協助法蘭尼學會應對沮喪嗎？
4. 如果是你，會怎麼在學校幫助法蘭尼？
5. 如果你是林恩或約翰，你會怎樣幫助法蘭尼？

6. 校方得到哪些支持呢？

7. 有誰在協助林恩和約翰？

第六章

探究故事原委

開始介入時，把重點放在全面改善個人的生活品質、溝通和福祉上，合情合理。這樣的作法可以減少挑戰行為，讓別人對他的惡劣印象消失。有時，使用這些好的方法仍然無法消除危險的行為。這表示，我們有必要對挑戰行進行更深度的調查。請注意，把問題簡化為容易定義測量的某個行為，會讓你見樹不見林。

一、挑戰行為的嚴重性

房裡的大象會影響很多行為，所以處理了大象的問題會有廣泛的效果。同理，沒有什麼藥物只是減少「單一個」行為，藥物其實對「所有的」行為都有影響。處理了大象的問題可提升生活品質，因此所有的行為都會受到影響。例如，我們會看到當事人更有自信，更會表達意見，他們因此期望被尊重。

除了要考慮廣泛的因素外，有時必須深入了解某些特定的問題。複雜的情況偶爾可以簡化為最基本的具體行為。如此說來，我們應該聚焦在哪些特定的行為上呢？

首先，每個參與的人都應該問這些問題：

1. 要是沒有某個特定的行為，當事人是否會更健康、機會更多、更快樂？
2. 要是沒有某個特定的行為，周圍的人是否更有能力與他維持和睦、達成默契、提供機會呢？

如果兩個問題的答案都是肯定的，這就意味著，挑戰行為已經嚴重地

影響到當事人和周圍人士的福祉了。接著就應該認真地加以探究，並提出支持策略。假如行為讓人覺得非用藥或約制不可，假如行為傷人或損及關係、破壞了名聲、造成隔離、形成壓力，就表示行為造成很大的影響，應加以探究。如果行為讓人的機會受限，那就必須加以正視。

> **要點**
> 1. 如果挑戰行為損害了當事人的福祉和生活品質，那麼我們就必須正視它。

二、不只有一項行為

有些人不只有一種挑戰行為。如果其中之一特別危險，聚焦於它似乎言之成理。然而，有可能某個危險的行為，只是行為長鏈條裡頭最後的一項，這些行為會與日加劇（參考第八章）。

雪倫

117

雪倫因為有攻擊行為而惡名昭著，她會抓別人的頭髮拽到地上；她也會出手揍人。雪倫的大學老師入行的目的是鼓勵年輕人，而不是成為格鬥戰士：「你能不能夠行行好，讓她停止攻擊行為呢？」

觀察紀錄顯示，雪倫的攻擊行為，十次有九次的前兆是咆哮和尖叫，而在之前則不停的走動、扳指頭、不停問「畢業後有誰會要她」。

攻擊行為是雪倫行為中最有影響力的，然而我們知道，攻擊行為之前有一長鏈的行為，因此把注意力放到先兆行為是有意義的。前事不理會，難免事態升高，導致一連串的挑戰行為。了解挑戰行為的訊息時，與其關注升級後的事態，不如先了解較輕微的前事。既然是你的職責所在，費心找出如何避免引爆地雷相當值得。

要點

1. 較輕微的行為有時可預測更嚴重的行為，因此正面應對前事通常可以避免事態升級。

三、當事人本位功能評量

就算我們趕走了大象，挑戰行為還是持續，那麼我們就必須更有系統地去探究，究竟發生了什麼事。

很多人以為找尋挑戰行為的成因有如解謎，只能用幻術、咒語、魔術棒，加上不得了的證書才能奏效。然而，找到前事及增強物是科學而非幻術。探究挑戰行為會如何發生，就像偵探的工作。

當事人本位功能評量會把挑戰行為拆解為四個項目的條件式，描述了事件的過程。挑戰行為不會無中生有，通常事出有因，它通常是其他事件的結果。當事人本位的評量描述行為的模式，說明行為前後發生的事。行為會持續，不會只因為他想這麼做，而是因為這麼做可以得到或逃避某人、某事、某物或某感受。

完整的當事人本位功能評量會檢視：

1. 標的行為：樣態如何、持續多久、有多強烈、有多頻繁。
2. 背景事件：可以預測行為是否發生的環境因素，例如，感覺不舒服、早上接受太多指令而忙昏頭。
3. 立即前事：可以預測行為是否發生的先前事件，例如，被要求去做某事。
4. 後果：讓行為重複發生的因素，我們稱之為「功能」。（O'Neill et al., 2015）

一旦行為變得可理解，就不令人害怕了。當事人本位功能評量的結果

118

119　讓我們得到「摘要陳述」（又叫做「假說陳述」、「最佳猜想」），精簡地說明四個要點：「什麼時候」、發生了「什麼」行為、「為什麼」。表6.1 是一個「摘要陳述」範例。

　　在這個例子當中，藉由當事人本位功能評量，我們就可以描述「前事、行為、後果」之間的關係。

表6.1　諾亞的條件式

誘因	前兆	行為	後果
失眠或生病引起倦怠感，上學前來不及吃早餐	諾亞不喜歡的老師請他準備上體育課	諾亞頂嘴、咆哮、走開	逃避老師的要求，得到同學讚許和注意力

　　很少人過著與世隔絕的生活，所以別人的行為也都影響著我們，反之亦然。當事人本位功能評量要是做得好，就可以生出當事人的摘要陳述（見表6.2）。要是明白老師為什麼對諾亞如此反應，就可以推演出協助師生的策略。

表6.2　諾亞和老師的條件式

誘因	前兆	行為	後果
失眠或生病引起倦怠感，上學前來不及吃早餐	諾亞不喜歡的老師請他準備上體育課	諾亞頂嘴、咆哮、走開	逃避老師的要求，得到同學讚許和注意力
不確定要如何誘導諾亞參與，也不想讓其他孩子的課程受到阻礙	當諾亞頂嘴、咆哮、走開	老師傾向於讓諾亞走開，讓這個問題成為別人的燙手山芋	這樣老師可以繼續教導其他孩子，不用理會諾亞

120　由於這樣的例子屢見不鮮，因而我們能夠確定，諾亞的行為之所以持續，其實是想逃避某老師的特定要求，也想得到同學的肯定。就諾亞而

言，做個搗蛋鬼很酷，是開心的事，也可以說是感官的後果事件（耍酷總比做蠢蛋好，見 Johnston, 2014）。只要諾亞一暴雷，老師就袖手旁觀，因為這樣比較輕鬆，因此諾亞和老師互相增強對方的行為。透過這樣簡單的摘要陳述分析，我們就可以衍生出支持策略。

大象一眼就看得見，同理，一旦我們明白無風不起浪的道理之後，行為的功能（結果）也不難發現。圖 6.1 給出了如何了解行為功能的途徑。

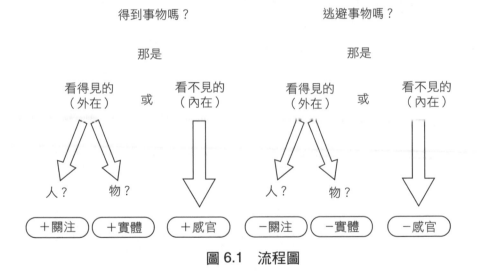

圖 6.1 流程圖

想得出「什麼讓行為持續」這一問題的「最佳猜想」，我們必須知道行為之後會發生什麼事。也只有在不同的場所來觀察行為，才能找到答案。觀察的場合和行為的例子越多，找出的答案讓人越有信心。我們可以用淑姬的故事來說明這點。

淑姬的故事

　　當爸爸要求淑姬做功課時，她通常就坐在地上吼叫。只要爸爸開始說：「淑姬，做功課的時間……」時，她就坐到地上了。媽媽連著三個晚上觀察她的行為，來確認自己的直覺。她發現淑姬坐在地上是逃避功課和爸爸的要求。然而，媽媽教淑姬做功課時，她不會坐在地上反抗，而是乖乖完成作業。媽媽要丈夫問淑姬：「淑姬，想喝飲料嗎？」結果，淑姬果然坐在地上了。媽媽認為問題不是功課，而是爸爸要求的方法……。

　　把淑姬媽媽的想法畫成流程圖，就會是圖 6.2。

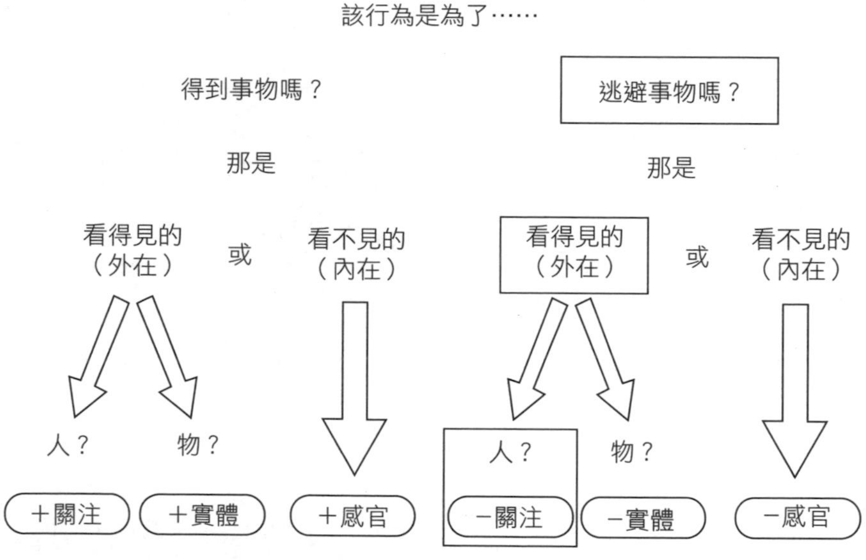

該行為是為了……

得到事物嗎？			逃避事物嗎？	
那是			那是	

看得見的（外在）　或　看不見的（內在）　　看得見的（外在）　或　看不見的（內在）

人？　　物？　　　　　　　　　　　　人？　　物？

（＋關注）（＋實體）　（＋感官）　（－關注）（－實體）　（－感官）

圖 6.2　淑姬的流程圖

　　仔細觀察行為之後發生的事，我們通常會發現有規則的模式，那就是「功能關係」[1]。不過，同一個行為偶爾也會出現不同的後果。

要點

1. 當事人本位功能評量描述了：某個特定的行為在何時、何地、為何會發生。

四、一項行為，多個功能？

　　行為的功能會因時、因地及各種因素而變化，如果當事人的能力或行為很有限，那麼他很可能用一個行為來「表達」多種功能。行為的樣態越多，滿足需要的選擇性也越多；技能越少，選項也變少了，因此行為也變得有多重目的了。

　　情境脈絡也是決定行為功能的重要因素。行為的功能若因人、時、地而異，這或許意味著不同的「背景事件」（誘因）正在發生作用。其實，不管場所、時間、人物有何不同，一個行為都是為了同一個功能的情形很少見。

　　別人向我問好，我的感受會因為關係的遠近及心情的好壞而有所不同。當事人本位功能評量，做得好的話，可以看得出因人、時、地而異的行為功能。它這樣的評量可以明察秋毫，看出行為在不同場合所隱含的意義。

　　行為紀錄應當詳盡，包括時、地。籠統的詞彙會讓人搞不清楚實際發生了什麼行為。例如，用「脾氣發作」（acting out）、「攻擊」（aggression）這樣的字眼時，你應該停下來想一想怎麼說才精確。觀察入微，才能使挑戰行為的含義有跡可循。

1　功能關係描述行為的模式：某事件有規律地引發某特定行為，也有相當一致的後果。

123

> **要點**
>
> 1. 或許我們會總結說，行為有多重功能（或訊息），然而我們必須也考慮到，行為的功能會因人、時、地而異。
> 2. 看起來相同的行為，也許因地因人而有著不同的功能。

五、當事人本位功能評量：探究的過程

行為的功能可以透過很多策略和方法來確認，例如，可以請當事人的親友描述嚴重的行為，用問卷或訪談表來做。這些方法有用，因為：

1. 參與調查讓他覺得與有榮焉（可能從來沒有人如此認真的問過類似的問題）。
2. 他夠了解當事人，足以告知行為可能（不）出現的時機。
3. 這個程序可以鼓勵熟識者分享他對當事人的了解。

當然，在單獨引用第三手的訊息時必須格外小心。我們或許會在無意間分享誤以為真的錯誤資訊。在訪談和問卷調查中，我們也會發覺人們常常自我矛盾。知道這件事很有用，因為這意味著，不同的人對支持措施有不同的反應，其實表明了我們的工作很複雜。想靠訪談或問卷就得到前因後果的訊息，不盡然正確；然而，單靠觀察紀錄也是不夠的。

124

過去的文件可以提供其他人的經驗和看法，這些訊息和第三手資訊的價值雷同。有一次，我在執行功能評量觀察時，忽然看到正在發生的事。等確認大家的平安之後，我回到辦公室，花了幾分鐘寫下所見的紀錄。有一個支持者在這裡找到我，他也應該要寫下他的紀錄[2]。我知道他並沒有

---

2 評測中心的心智障礙學員都明白在那裡一言一行都會被記錄下來，連如廁也不例外。有什麼比這種無所不在的紀錄更加可怕的約束力呢？那些紀錄你還不能夠去要求更正呢！這難道不是對你表達權利的束縛嗎？這種隱私權的喪失，意味著你身上每一部分的靈魂都被嚴格的監視著，而那些監視者卻沒有被同等地監查。

看到整個事件的過程，在結尾的時候他進來了。儘管如此，他仍然寫下完整的紀錄，包含前事、行為、後果。他參考了別人的紀錄，而不是自己親眼見到的資料完成了報告。

　　光是看看紀錄就來解讀行為，由此做出的摘要陳述並不妥當。人們的確會根據事件紀錄而做出分析，但是因此認定紀錄都正確，是對於記錄者能力的苛求。支持者可能被訓練去做身體約束、危機評估、記錄冰箱溫度、做各式各樣不怎麼具體的紀錄（「羅伯特今天不錯」），但在觀察紀錄上卻缺乏訓練。要是紀錄沒有及時完成，支持者必須承擔代價；然而如果沒有及時防止衝突的發生，卻不必付出太大的代價[3]。既然如此，好的調查者會看狀況，使用各式各樣的方法來了解行為的意義。

　　想要得出摘要陳述，最實際的辦法就是自己去觀察。想得到功能性關係，就要到現場實地觀測。觀察很花時間，然而把支持工作建立在未經驗證的資料或想法之上，有如沙上建塔，代價高昂——不但白做工，當事人也持續受苦。如果對行為功能的「最佳猜想」錯了，後續的介入也會因此走偏而沒有產生效果。現場觀察可得知「非挑戰行為」通常會在什麼時機出現（「怎樣做可以避免出現挑戰行為？」）。事情順利時，人們通常不在意，也不去記錄；大家應該改一改了。大多數人只在出錯時記錄，但謹慎的觀察者會兩者兼顧。

　　有很多不同的記錄法。Ted Carr 等人提出一種簡便的「觀察卡片」法（Carr et al., 1994）：事件發生時，把細節登錄在觀察卡片上，一事一張；事後我們可以互相比對，找到（前事、行為、後果的）相關性。只是這個方法有點過時，這裡我推薦另外一種更簡單的辦法（見圖 6.3）。

125

3　這種作法好像對紀錄的重視，遠遠超過對支持工作本身。

姓名	觀察者	日期	時刻

背景： 人物：

前事：行為發生前，發生了……

行為：發生了……

後果：之後發生了……

摘要
背景　　　　　　　　前事　　　　　　　後果　　　　　　查證？

圖 6.3　空白的觀察表格

　　假如有時間的話，可由支持者或家長填寫這個表格；最好是讓某個訪客來做。家裡或單位若出現了陌生的臉孔，會格外引人注意；然而訪客待的時間越久，人們就會習慣了，甚至沒有察覺訪客的存在。

　　這張表格提示觀察者注意的重點，可以幫助我們了解行為的意義（見圖 6.4）。挑戰行為者姓名、觀察者姓名、事件日期與時刻都要記錄 [4]。

　　「背景」欄記錄當事人出現挑戰行為前的事件——任何跟行為有關的背景事件；「人物」記載事件發生時主動涉入的相關人士；「前事」指行為發生不久之前發生的事；「後果」記下挑戰行為發生後所見到的或疑似的結果。

---

4 人們常會說他們擔心記下太多的事，唯恐自己就是引發挑戰行為的前事。這是有可能的，但是他們更可能是少數可以正確記錄事件的人。

姓名	觀察者	日期	時刻
諾亞	弗洛拉	2 月 1 日	早上 10:20

背景：
上第二節課時，諾亞遲到進教室，搞半天才安定下來，看起來很無聊，打呵欠。全班被要求自己讀書，大家都很安靜，T 老師忙著批改作業。

人物：
班上同學。諾亞和同學坐在一起。T 老師在教室裡，B 老師外出開會。

前事：行為發生前，發生了……
T 老師叫同學放下書本，說：「等一下上體能課。現在去上廁所，換衣服。今天我們要跳舞。」

行為：發生了……
諾亞眼睛朝上，他和朋友說了什麼話，諾亞站起來說：「不要，我要把書讀完。」他坐下繼續讀他的書。

後果：之後發生了……
T 老師不理會諾亞，把同學帶出去教室。諾亞留在那裡讀他的書。

摘要：

背景	前事	後果	查證？

圖 6.4　諾亞的觀察表格

圖 6.5 是弗洛拉的紀錄表，其中的重點已經被圈起來了。這些是弗洛拉認定重要的事。弗洛拉檢視了幾張表格，每一張都做這樣的圈註。

127

姓名	觀察者	日期	時刻
諾亞	弗洛拉	2 月 1 日	早上 10:20

背景：
上第二節課時，諾亞遲到進教室，搞半天才安定下來，看起來很無聊，打呵欠。全班被要求讀書，大家都很安靜，T 老師忙著批改作業。

人物：
班上同學。諾亞和同學坐在一起。T 老師在教室裡，B 老師外出開會。

前事：行為發生前，發生了……
T 老師叫同學放下書本，說：「等一下上體能課。現在去上廁所，換衣服。今天我們要跳舞。」

行為：發生了……
諾亞眼睛朝上，他和朋友說了什麼話，諾亞站起來說：「不要，我要把書讀完。」他坐下繼續讀他的書。

後果：之後發生了……
T 老師不理會諾亞，把同學帶出去教室。諾亞留在那裡讀他的書。

摘要：

背景	前事	後果	查證？

圖 6.5　諾亞的觀察表格（重點圈註）

　　弗洛拉在表格當中尋找重要的訊息，然後她把這些部分圈起來。接下來，完成最底下的一行。觀察者（或者是另外一個人）把表格所記錄的重要議題做個簡單的摘要。

　　圖 6.6 裡頭的例子，弗洛拉麻煩蘇珊幫她檢核這些訊息的重要性，幾天後羅伯也因為看到了相似的事件而確認了表格所要說的故事，也就是：諾亞可能很累、很忙碌、被打擾，而拒絕要求，逃避指示。

128　　在摘要欄裡頭，用精簡的話為這個觀察表格所有的故事做個總結。

姓名	觀察者	日期	時刻
諾亞	弗洛拉	2 月 1 日	早上 10:20

背景：
上第二節課時，諾亞遲到進教室，搞半天才安定下來，看起來很無聊，打呵欠。全班被要求讀書，大家都很安靜，T 老師忙著批改作業。

人物：
班上同學。諾亞和同學坐在一起。T 老師在教室裡，B 老師外出開會。

前事：行為發生前，發生了……
T 老師叫同學放下書本，說：「等一下上體能課。現在去上廁所，換衣服。今天我們要跳舞。」

行為：發生了……
諾亞眼睛朝上，他和朋友說了什麼話，諾亞站起來說，「不要，我要把書讀完。」他坐下繼續讀他的書。

後果：之後發生了……
T 老師不理會諾亞，把同學帶出去教室。諾亞留在那裡讀他的書。

摘要：

背景	前事	後果	查證？
諾亞看起來很累、心不在焉	要求換衣服準備上體能課	說不之後，諾亞坐下來讀他的書。T 老師不理會諾亞，招呼其他同學離去	蘇珊 4/2 羅伯 5/2

圖 6.6　諾亞的觀察表格（第三者查證）

　　蒐集到足夠的表格之後，我們就可以確認大家所說的故事都是相同的。透過表格的紀錄，就可以檢視各種關於功能（後果）、誘因、前事的猜測是否正確了。

　　這種調查的目標是用表格記錄幾天到幾個禮拜的事件。表格越多、線索也就越豐富。一旦我們得到了成堆的表格（最好是來自不同的人），我

們就可以依照不同的目的分落檢視。

如果你已經記錄了多個行為，第一步很要緊。第一次排列這些表格時，應該根據行為的樣態，也就是依照行為的種類來分類分析。這麼做，原因是不同的行為可能各有特色，與其他行為不同。例如，自傷與攻擊可能各有不同的前事。

129

如果你想找到共同的「前事」，就依照不同的前事把表格分成幾堆，然後計算有著相同前事的張數。同樣的作法也適用於「後果」，例如，可以把表格分成「逃避指令」、「引起同伴關注或嬉笑」。如果逃避的張數更多，那麼就可以下結論說，諾亞行為的目的就是想要逃避什麼事物。

這種表格系統的另一個優點是，記錄的時間越長，事件之間的時間序就得以重建。我們也許會發現，諾亞較嚴重的行為，其前事恰是稍早（未得到緩解）較輕微的行為。我們也許能預測，三個晚上沒有睡好覺，加上老師的眾多要求，會引發諾亞脾氣的大爆炸。

我們能以任何方式分析這些資訊。例如，我們可以找出共同的人名、共同的日期、共同的時刻、共同的情境等。這種系統好玩的地方，就是讓你有彈性去做各種容易入門的分析。

再者，因為觀察表格清楚可見，所以可以和家長、支持者分享其中的訊息。讓他人運用調查結果，可以促進對行為的了解，也有助於團隊意識的形成。

不讓夥伴參與調查和資料分析，等於剝奪他們對解決問題的貢獻。如果看重夥伴關係，就應該讓他們參與每個步驟。

如前所述，挑戰行為的觀察是個利器，而任何行為都應以當事人本位功能評量為之。透過功能評量，弗洛拉清楚看到了所發生的事。此外，弗洛拉也做了「差點爆雷」（near misses）的紀錄表（見圖 6.7）。她把這些稱為「例外事件」（exception incidents）。

姓名	觀察者	日期	時刻
諾亞	弗洛拉	2 月 17 日	早上 10:02

背景：
第二節課一開始，B 先生就跟諾亞說到
週末的事。教室有點吵。T 老師和其他
同學在談論學校的遊戲。

人物：
全班同學。諾亞坐在 B 先生（很專注）
旁邊。T 老師坐在教室另外一端。

前事：行為發生前，發生了……
T 老師說：「好，同學們，現在開始動作。走去洗手間換衣服。今天我們要踢足
球。」

行為：發生了……
諾亞頭趴在桌上說：「真的嗎？」

後果：之後發生了……
B 先生笑著說：「好啊，諾亞，你打不贏我。」諾亞也笑著說：「要打賭嗎？」B
先生說：「好，賭 5 分鐘黃金時間。」諾亞穿好衣服，然後得分。

摘要：

背景	前事	後果	查證？

圖 6.7　諾亞的觀察表格（好行為）

　　用跟找出挑戰行為線索相同的方法，弗洛拉檢查了這張表格（見圖
6.8）。只不過這次她是在撈金子，以便知道下次如何避免諾亞暴雷。

131

姓名	觀察者	日期	時刻
諾亞	弗洛拉	2 月 17 日	早上 10:02

背景：
第二節課一開始，B 先生就跟諾亞說到週末的事。教室有點吵。T 老師和其他同學在談論學校的遊戲。

人物：
全班同學。諾亞坐在 B 先生（很專注）旁邊。T 老師坐在教室另外一端。

前事：行為發生前，發生了……
T 老師說：「好，同學們，現在開始動作。走去洗手間換衣服。今天我們要踢足球。」

行為：發生了……
諾亞頭趴在桌上說：「真的嗎？」

後果：之後發生了……
B 先生笑著說：「好啊，諾亞，你打不贏我。」諾亞也笑著說：「要打賭嗎？」B 先生說：「好，賭 5 分鐘黃金時間。」諾亞穿好衣服，然後得分。

摘要：

背景	前事	後果	查證？

圖 6.8　諾亞的觀察表格（好行為）（重點圈註）

　　一如既往，弗洛拉也找了他人來幫她查核她的發現，以確定所看的是真的（見圖 6.9）。

姓名	觀察者	日期	時刻
諾亞	弗洛拉	2 月 17 日	早上 10:02

背景：
第二節課一開始，B 先生就跟諾亞說到
週末的事。教室有點吵。T 老師和其他
同學在談論學校的遊戲。

人物：
全班同學。諾亞坐在 B 先生（大量關注）
旁邊。T 老師坐在教室另外一端。

前事：行為發生前，發生了……
T 老師說：「好，同學們，現在開始動作。走去洗手間換衣服。今天我們要踢足
球。」

行為：發生了……
諾亞頭趴在桌上說：「真的嗎？」

後果：之後發生了……
B 先生笑著說：「好啊，諾亞，你打不贏我。」諾亞也笑著說：「要打賭嗎？」B
先生說：「好，賭 5 分鐘黃金時間。」諾亞穿好衣服，然後得分。

摘要：

背景	前事	後果	查證？
一對一的關注；低度的要求；不疲勞	被要求準備好踢足球；黃金時間	諾亞換衣服；被激勵；被關注；做喜歡的運動；被稱讚；黃金時間	T 老師 19/2

圖 6.9　諾亞的觀察表格（好行為）（第三者查證）

　　弗洛拉在這方面還挺聰明的，畢竟她知道在那些重視觀察的夥伴當
中，總有人對自己的表現不完美而感到沮喪。她懷疑 T 老師可能就是這樣
的人。她察覺到，T 老師說話的方式可能引發諾亞的挑戰行為。如果我們
要避開這樣的狀況，就要知道怎樣促進正向的替代行為。弗洛拉發現 B 先
生的作法蠻適合諾亞的，這樣 T 老師或許可以從中學到替代方式，因此就
請 T 老師來擔任查核的角色。

她藉機和 T 老師討論嘗試 B 先生的作法——在發號施令之前，先讓諾亞得到正向的關注。他巧妙運用誘因的作法很管用，因為諾亞覺得能做選擇很重要。T老師認為諾亞應當和別人一樣管好自己的行為，弗洛拉表示理想上是這樣沒錯，但諾亞目前還做不到。於是，T老師同意試試B先生的作法。

真的還很管用。諾亞果然乖乖聽從了，也確認了一個想法，就是造成諾亞的問題不見得是指令本身，而是怎樣給出指令。弗洛拉和所有其他好的調查者一樣，不會錯過任何機會來促進當事人的學習。

在諾亞的例子裡，針對所有表格所做的分析顯示：

1. 四個禮拜當中，諾亞表現出 20 次不順從的行為。
2. 有些持續了 2 分鐘，有一次持續了將近 43 分鐘。
3. 當 T 老師要求班上同學結束活動，「停下所有手邊的工作」時，有 80%的機會引起挑戰行為。
4. 要求準備好進行遊戲或運動（特別是舞蹈、高爾夫球、網球）時，有 70%的機會引起挑戰行為。
5. 所有不順從的行為都是因為想要逃避 T 老師的指令，接著他會選擇閱讀（70%）、走開（20%），或做其他喜歡的事（10%）。
6. 如果 T 老師警告會有負面的後果時，有 90%的機會諾亞的行為會升級，包括頂嘴、咆哮、哭泣。諾亞被威脅得到處分時，明顯感到不快。他是不乖，但並不笨。提醒他會受到處分，並不能使他冷靜、順服，也無法建立信任感，T 老師也無法取得更大的控制權。

我們也檢驗了其他「例外事件」（諾亞順服或成功避開一場衝突的事件）。這樣做可以使我們更了解好的策略，於是我們發現：

1. 諾亞從來沒有拒絕去準備踢足球。
2. B 先生提示諾亞或應用某個誘因時，諾亞沒有拒絕。

3. T 老師用強制性不強的口吻，提出某個誘因，並告知要更換活動了，這時諾亞沒有拒絕。

4. 昨晚睡得好就會讓諾亞對指示的接受度提高。

使用這種調查法時，不能只聚焦在後果上面，也要關注前事。注意挑戰行為之前有規律地發生了什麼事，就可以察覺背景事件。我們也可以觀察通常會引發挑戰行為但卻沒有發生的情境。一旦知道背景事件，就可以藉由取消或中和掉這些事件，看看挑戰行為是否還發生。如此就可以知道背景事件是否真的影響了挑戰行為。這種調查會形成解決問題的答案。

想要猜對挑戰行為的意義並且知道如何應對，可以問這些問題：

1. 行為的結果是否總可以贏得關注或安慰？

(1)是哪一樣？

(2)不透過挑戰行為是否也可以得到這個結果？

(3)有何適當的行為可以讓他得到相同的結果？

(4)他有很多機會被關注嗎？

2. 行為的結果是否總可以贏得某個東西？

(1)什麼東西？有哪些特性？

(2)挑戰行為出現之前，他可以得到這個東西嗎？

(3)有何適當的行為，可以讓他得到這個東西？

(4)有哪些東西是他同樣喜歡的呢？

3. 行為的結果是否總是讓人逃避什麼東西？

(1)那是什麼？是身體外的東西嗎？還是疼痛之類的感覺？

(2)有何適當的行為，可以讓他逃避這個東西？

(3)可以想出多個辦法來達到相同的目的嗎？

(4)可以完全根除掉這種東西嗎？

4. 行為的結果是否總是讓人感覺舒服？

(1)他會這樣做，是不是因為他只有這件事可做？

135

(2)他會這樣做，是否是因為比所有其他的事都更有意義？

(3)沒人在場的時候，他會這樣做嗎？

(4)有沒有有趣的人事物讓他忙碌？

一旦知道了行為可能的功能，我們就有了應對的策略。假設行為之所以發生是由於他沒事可做，介入的方法就是讓他做有趣的事。

我們開始展開調查之後，還要考慮兩點，否則，就很難得出可信的摘要陳述。第一個問題是，我們的調查結果可信嗎？有了信度，人們才會相信我們的結果。

前面說過，讓第三者查核我們在紀錄表中的發現，可以讓他們在實際生活中確認這些發現。這些摘要陳述經過查核，就知道第三者是否跟你有同樣的看法。

也可以和人討論摘要陳述——我們所發現的是否跟他們的經驗吻合呢？可以邀請一位獨立人士來督導我們的工作，或透過短暫的觀察來查核我們的工作成果，然後也可以邀請第二個人來做這樣的事。如此，我們就可以比對彼此觀察的差異。如果紀錄中的大部分都彼此相符，就可以主張我們的發現是可信的。這些工作有點費力，但都是值得的（Tincani & Lorah, 2015）。

但是，可信不見得有效。有效的意思是，用對的方法量出對的事。例如，如果房子裡有大象時，去測量諾亞的不順從行為就無效。不順從的行為是更大議題的一個症狀。這就好像不處理流感，只測量打噴嚏的次數。法蘭尼的例子說明了這一點。對法蘭尼來說，有必要去理解更廣泛的議題，也就是法蘭尼的生活，而不只是關切逃離教室而已。當事人努力在困難的生活形態中生存下來，這時去度量特定的挑戰行為，並不是有效的事。

想要驗證我們的發現，我們可以：

1. 與夥伴進行討論：我們是否一致？

2. 持續調查，隨時調整摘要陳述。

　　當事人本位功能評量是個持續反覆的過程，據此衍生出支持的策略開始實施後，即可由行為是否因而改變，來確認摘要陳述的正確性。這個過程讓我們不斷地檢查評量是否到位。評量不是一時興起，而是持續不斷的過程；它的效用可由衍生出來的支持策略得到確證。

　　本章最後一點正好是，當我們被邀請進入挑戰行為者的生活當中時，要考慮的第一件事。我們得到了允許而出現在這裡嗎？如同每個人都有權利得到好的支持，他也有權利說「不了，謝謝」。我們的工作也應該遵守知情同意的法規。知情同意很重要，他們隨時可以改變主意不讓你參與。

要點

1. 這個行為是否和特定的人、時、地、事、物（包括生病、感官刺激）有關？
2. 這個行為是否和作息的改變或沒有預期的事件有關？
3. 這個行為是否和過多（或過少）的活動、指示、人物、噪音有關？

六、讓人性得到滋養：彼得的故事

　　人性化也包括為了人道的目的善用科技。很多人讓我明白人性化的工作是什麼，包括 Gary LaVigna 和 Thom Willis，他們在美國工作，但是影響了全世界，讓各地的機器人知道他們也有人性的那一面。Gary LaVigna、Anne Donnellan、Nanette Negri-Shoultz 和 Lynette Fassbender 寫了一本書，建議我們問問自己：當事人除了挑戰行為之外，有什麼更好的辦法，可以

使他們的需求得到滿足。作者催逼我們更有創意的思考，用人性化的方式工作。我就像個認真的學生，按照所教導的去做。我充分掌握人性，當事人居然忘了表現出挑戰行為（Donnellan et al., 1988）。

（或許你注意到許多的文獻有點過期，我是故意的，因為雖然有點老，但這些文獻都充滿了智慧。今天的研究者和實務者都站在他們的肩膀上，應該給予致敬。）

在失去人性的體系當中保有人性化的確是個挑戰。目前的專業認同太依賴機器人的模式了。微型管理和經理人主義，是目前社會福利的主流。沒有哪個人有本事來改變這個複雜的體系，但是每個個人都可以聯合起來，在社群中挑戰既有的工作模式，並且問尖銳的問題，例如：「為什麼瑪麗必須去她所討厭的日照中心？」或「為什麼阿珍必須停止那個行為才能外出購物？她為什麼不能直接上網訂購？」

彼得八歲，看過檔案中他的生活紀錄之後，你或許會相信：他在媽媽受孕時就已經被轉介服務了。目前他的問題集中在學校裡：他不喜歡數學，單獨做功課會很困難。他學會透過讓別人發笑或生氣來逃避上數學課。彼得就像是太空站裡的討厭鬼，破壞性極強。彼得的老師遵守學校的規矩，每當有孩子搗蛋時，就會被送到校長那裡去。

彼得覺得這樣很好。他學會碰到數學難題時只要站到桌上，就會被請出教室外。他也明白，之後也沒人會要求他把數學題做完（因為這樣做太折騰老師了）。彼得也喜歡被叫走，這讓他身為反叛者的名聲大噪，校長對他束手無策這點也讓他感到沾沾自喜。他的老師學會走學校的程序，因為這會讓校長感到高興，這也表示他可以名正言順地放棄教導這個孩子，因為他不好教，而且干擾了班級的秩序。老師和孩子的行為都被其他人的行動增強了，彼得學會如何逃避指令，他的確有學習，只是不是課程所預期的。

作為技巧良好的支持工作者，我們有必要了解機器人知道些什麼，但

139

是不要忘記我們的人性面，其實那正好是正向行為支持的目標。

　　彼得和老師人性化的解決方法之一，是把數學難題切割成幾個小步驟，讓他做得到。知道了彼得所喜歡的事（例如曼聯足球俱樂部），就可以把困難的活動鑲嵌在有趣的活動裡頭。「胡笙有 5 個蘋果，蘇姬有 3 個，怎麼樣可以把這些蘋果平分給全班 32 個同學？」這個問題讓彼得頭痛，但是彼得可以回答這個問題：「曼聯的得分目標，與每個球員的積分差距。」彼得其實不笨，只是他對於千篇一律與他無關的教學內容感到厭煩。

　　人性化意味著，在了解個人的故事以及應用科學知識之間取得平衡。其中一個作法就是善用熱情，熱情不只是挑戰行為的相關字眼，它其實是 PBS 的核心原則。

　　熱情的意義繁多，要了解和應對挑戰行為，善用熱情合情合理。熱情有助於支持家長和支持者，因為熱情意味著將心比心，我們行事為人固然有充分的理由，同樣的，別人也是一樣。

　　有了熱情，在支持挑戰行為者的工作上，我們就容易抑制有害的作為，盡力彌合身心障礙者和一般人之間的鴻溝（Vanier, 2001）。

140

　　熱情可以促進人與人之間的互相理解，但是它不允許幻覺或錯覺：熱情很接地氣、實際、又平常，它是軟弱的相反。熱情和山一樣古老，它充滿人間的各種經驗──世俗、科學、靈性──的詮釋。對別人保有熱情不意味著父權或憐憫，它其實是對共有經驗的相互理解。熱情意味著認真對待和尊重他人，因為人人平等，熱情意味著用積極的行動去撫平傷痛，熱情意味著採用有效的當事人本位的方法彰顯個人的價值。

　　熱情可以帶來美好的品質，包括創意、安全感、學習、忠誠、信任、尊重、動機、留住人才、溝通與承諾（Worline & Dutton, 2017）。領袖應該強化自身熱情這一務實的美德，而熱情就是合作。有了熱情，在科技的應用上，就不會失去人性，把自己降格為機器人。

機器人有時少了熱情，對別人的苦難無動於衷；機器人只看得到表面的結果。機器人把自己的利益擺在同事和他人的前面，他們無法體會出人和人之間其實是命運共同體。在機器人眼裡，人只是工具，只是行動的機器。反之在人類的眼中，人是行動的機器但也擁有感受，會做事、感受、找意義、有意識和有愛的機器。人會懂得體諒倦怠的家長已經盡其所能了，但在機器人眼裡，倦怠的家長未盡全力。

機器人讓人覺得自己沒有用、沒自尊、快失業了。機器人只會讓人挫折，他很難取得別人信任，因為他衡量別人時不把人當人：機器人懂得不少，但是你不會想要嫁給他。人類在意的價值，機器人難以體會。面對機器人時，我們必須用熱情來回應。

有人說，熱情讓我們認識了一件事——我們都是一家人，但是有些家人難以相處。熱情不是給軟弱的人，而是給強壯者的恩物。

141

要點

1. 興趣和嗜好是學習和人際關係的調味劑。
2. 熱情讓我們將心比心。
3. 軟弱的人不配得到熱情，只有強壯者才配擁有。

七、法蘭尼的故事

校聘的教育心理學家去拜訪法蘭尼，報告要兩個月以後才會寄達。教育局的行為支持團隊（BSS）訪視之後，也為了校方目前所做的加以背

書：必要時允許她離開教室，增加羅伯茲女士與她工作的次數，變成一週兩次。也修正了全校性的獎勵積分制。法蘭尼因為表現好、離開教室後十分鐘以內回來、幫助羅伯茲女士和同伴等事蹟就贏得了比同學更多的積分。法蘭尼的兒科醫師和心理師樂意提供對他的認識，不過目前還沒有接到任何的要求。

　　BSS用兩天的時間完成了觀察，雖然這個支持者的出現很明顯，班上的同學很快就適應了他的存在。他盡可能的讓自己不那麼顯眼，然而他的筆記本總是打開的，而且新人寫下很多關於他們的事，同學們彼此竊竊私語。第一節下課後，大家都看得出來他很專注在觀察法蘭尼。歐文老師說，這樣的作法會影響法蘭尼，看起來她似乎在表演——聲音變大了，行為更誇張了。知道被觀察，法蘭尼似乎更能適應上課的作業，甚至同學的負面批評。「好像她在陌生人面前不想漏氣」，羅伯茲女士說道。

　　在兩天的觀察期間，有兩次的發作，分別在科學、數學課時發生。兩者都與數字的學習有關，她都坐在與平常不同的位子上，都是分組學習的情形。觀察員注意到在這兩次當中，她所分到的小組都把法蘭尼邊緣化了，有一兩次她想貢獻，但被忽略。在數學課時她舉手，但是沒被特教助理看到。當她的手舉在空中一分鐘之後，法蘭尼大聲咆哮，拍打自己的額頭，然後跑出教室。在科學課的時候，助理必須去幫助另外一個孩子，因此法蘭尼咒罵了一聲之後，又跑出去了。

　　人們常常見樹不見林，這就是為什麼我們需要新鮮的眼光來幫我們看看非常熟悉的景象。如果你已經和法蘭尼工作很久，這時的你已經看了太多而麻痺了，你可能頂多會說「法蘭尼就是法蘭尼嘛」。帶著新的眼光的人會看到一些常見的主題浮現出來：法蘭尼的行為看起來有前兆，而這並不是法蘭尼的感受，而且法蘭尼周邊所發生的事，這些好像都很重要。

　　兩次的脾氣發作，都導致跑出教室十分鐘後返回（法蘭尼有手錶，可以看時間。數學課時，觀察員看到她在發作前看了一下手錶）。回來以

113

後，法蘭尼沒被要求道歉，課已經結束了，助理協助他清理教室，這是她喜歡的事，因為「我可以和工作夥伴一起做」。

在家裡，約翰和她共同換被單時，留意到上面有血跡。「你是不是揍了泰迪，讓他流鼻血？他幹了什麼事？」約翰開玩笑地說，但是法蘭尼覺得一點也不好笑。「我不可能打泰迪──」她大聲地說。約翰學到了緩和的最好方法就是傾聽，認真對待。「沒錯，對不起。泰迪是你的最愛，謝謝你讓我明白。」約翰說，她看起來很緊張，然後輕聲地說：「你不會去傷害你所愛的人。」

約翰說，那天下午，他因為和她媽媽分手，傷害了她的感情，約翰向她道歉。「我告訴她，爸媽都愛她，雖然彼此不相愛。這時她就告訴我，她有時候還會自傷。她用小東西摳抓自己……，在沒人看到的地方。」

「如果你不再愛我了怎麼辦？」法蘭尼問爸爸。約翰向她保證他會永遠愛她，法蘭尼回說：「你也是跟媽媽這樣說的。」

約翰的父母花錢請心理師瑪麗探視法蘭尼。瑪麗有豐富的經驗幫助情緒和行為問題的孩子，也有過高功能自閉症孩子的經驗。瑪麗很快就和她建立了好的關係。

瑪麗來自紐西蘭，法蘭尼一邊學著她的腔調，一邊慢慢認識她。瑪麗透過社交互動取得和她的默契，隨著會談的進展，瑪麗建議約翰增加和法蘭尼相處的時間，可以一起做家事同時聊天。她讓法蘭尼了解，可以透過運動、藝術還有對話來表達自己的感受。瑪麗和法蘭尼會談的重點是成長的過程，怎樣看待並因應挫折：「我們想辦法讓她愛自己，就從愛跑步這件事開始。」

針對自傷所帶來的身體或其他方面的傷害，瑪麗和她討論出一張清單，列舉了別種傷害自己的方式，那些方式比較不嚴重，但是有相同的效果，都是表達感受的方法。瑪麗示範用小冰塊在皮膚上冰敷，在手腕上彈橡皮圈，尖叫，隨著音樂瘋狂的舞動身體，使用紅筆在身上塗鴉寫字──

這些都是自傷的替代方法。法蘭尼說，有時候她用冷水沖澡，冷到差點窒息。她說有時候這麼做可以「趕走壞的念頭」。144

　　瑪麗認為，法蘭尼之所以傷害自己，是因為這麼做可以讓她擁有一些控制權，這幫助她宣洩了情緒（「也許法蘭尼認為她也應該為家裡的傷害負些責任」），並且這麼做可以暫時讓她忘記生命中所發生的事。「這是一種逃避，一種對真實的感受，是一種語言」瑪麗這麼說。「我的責任是幫助法蘭尼找到各種語言來表達自己。」瑪麗尊重法蘭尼只愛自己一點點的事實，她並不想糾正法蘭尼，也不想告訴她應該如何去感受。瑪麗告訴約翰：「這是一場馬拉松，絕對不是短跑。沒有簡單的答案，只有時間和學習。」

　　這些都是約翰家裡發生的事，法蘭尼堅持不要讓媽媽或茉莉知道，雖然約翰認為應該讓媽媽知道。法蘭尼說：「我不喜歡茉莉，媽媽也不會了解的。這是我們之間的秘密。」約翰答應不把這些事洩漏給林恩知道。他對此感到不安，因為林恩察覺到在她的家裡，情緒爆發的情況稍微減少了，也找不到自我傷害的跡象了。

問題討論

學校

1. 從觀察的紀錄來看，什麼事情可以預測情緒發作或逃離教室？
2. 法蘭尼情緒發作或逃離教室立即和最終的結果是什麼？

家裡

1. 你認為法蘭尼為什麼傷害自己？
2. 你認為瑪麗應該想出其他的介入方法嗎？

第七章

在場協力的支持策略

本章討論的主題有：如何組織支持策略、如何從摘要陳述推演出支持
策略、如何擬定支持策略的細節。原則是，行為改變的根基是多重策略的
支持，這些碎片必須整合起來，才能組成完整的馬賽克拼圖，活出健全的
生活。單獨一個碎片的視角，都無法和完整的圖像相比。

一、馬賽克圖像

專注於某一策略之前，要先把各個元素都整合起來。整合才能使視角
寬廣，讓所有的支持措施都以生活品質為依歸。

支持策略組織起來的途徑很多（O'Neill et al., 2015; De Pry et al., 2015;
LaVigna & Willis, 2005），每個途徑都是完整的架構，各自處理挑戰行為
的不同層面，包括：

　　1. 增能或替代行為的策略（事前或防範未然策略）。

　　2. 扭轉或迴避前事的策略（事前或防範未然策略）。

　　3. 降低背景事件影響力的策略（事前或防範未然策略）。

　　4. 保護人身安全的策略（補救或亡羊補牢策略）。

不管哪種途徑，提升生活品質都是終極的目標。而馬賽克圖像中的每
塊拼圖都各有作用。

馬賽克圖像說明了如何滿足人的需要和偏好。面對挑戰行為，不能只
在事後才來補救（被動地「管理」），而應事前就加以防範（積極性的策
略）。圖 7.1 以及圖 7.2 顯示，每塊拼圖都對應到摘要陳述中不同的元素。
支持策略有：削弱背景事件（誘因）的影響力、扭轉前事、教導替代行

為、因應挑戰行為的方式。表 7.1 說明：用摘要陳述來表達當事人本位功能評量的結果，然後據此衍生出支持策略來。

148　　　　在講述實例之前，先在這裡檢視這個方法是否會滿足牢騷不斷的人。

146　　　　　　　　　　　　提升生活品質

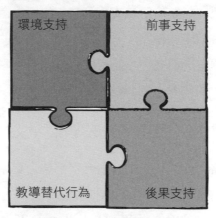

圖 7.1　馬賽克圖像

二、東尼的故事：從摘要陳述衍生出支持策略來

看看東尼的問題。因為無預警地被叫起床，他就出現了挑戰行為：裹在棉被裡揮拳亂吼，一副快要溺水的樣子。這會造成旁人對他觀感不佳，他對自己的感受也很不好，因此東尼有必要改善起床的行為。為了讓他學會替代行為，我們就必須運用策略來因應挑戰行為的各個成分，如表 7.2 的摘要陳述所示。因為揮拳和亂吼通常一起出現，所以我們視之為單一事件。

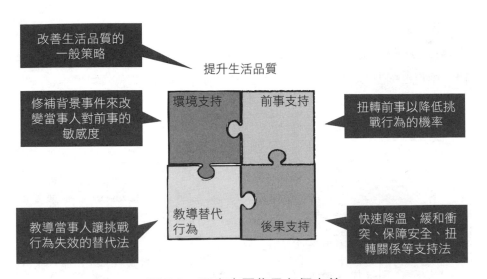

圖 7.2　馬賽克圖像及各個定義

表 7.1　條件式與策略

四項 條件式	前事		行為	後果
	背景事件 （誘因）	先兆	行動	結果
轉譯	會改變先兆「影響力」的事物	暗示行為會得到增強的信號	當事人所做的	後續發生的事
策略	足以取消掉或弱化背景事件影響力且提升選擇性的事物	改變先兆帶來的訊息內容：改正後可產出不同的結果	教導替代行為，來和挑戰行為競爭	強化替代行為；降低挑戰行為的傷害性

表 7.2　東尼的摘要陳述

摘要陳述			
誘因	先兆	行為	結果
東尼睡不好，感到疲倦，感覺「不舒服」	被叫起床（「現在幾點了，你要遲到了」）	東尼胡亂揮舞他的拳頭，咆哮，口出髒話	旁邊的人走開了，工作遲到，來不及吃早餐，因此肚子餓，整天脾氣不好，不過感到有些愧疚

揮拳亂吼導致別人對他不再有要求，也就是成功逃避起床，使得挑戰
行為持續下去。摘要陳述說明，揮拳亂吼損及人際關係，也讓旁人不愉
快，所以必須加以改變。表 7.3 顯示了如何架構出馬賽克圖像來。

表 7.3 東尼的條件式以及策略

	前事		行為	後果
	背景事件（誘因）	先兆	行動	結果
東尼的摘要陳述	當東尼沒睡好	當他突然被叫起床	東尼亂吼、揮拳	東尼逃避了起床的要求
策略	取消掉或弱化背景事件並且增加選擇性的事物	改變先兆帶來的訊息內容：修補後可預期出不同的結果	教導和挑戰行為競爭的替代行為	對替代行為予以增強；降低挑戰行為的傷害性

支持者找到了具有相同功能的替代行為，就是一個配備有「貪睡按
鈕」的鬧鐘。表 7.4 解釋了替代行為。

表 7.4 東尼早上支持措施的馬賽克圖

針對東尼早上的挑戰行為設計下面的作法			
環境的支持	先兆的支持	教導替代行為	後果的支持
為了避免感覺不適，想辦法減少東尼的飲酒量	與其用命令句，不如用和緩的語氣，讓東尼起床	教導東尼使用「貪睡按鈕」	一旦東尼揮拳亂吼，就指著貪睡按鈕給他看（別用嘴巴說的，用手指給他看）
重新安排晚間作息，讓東尼提早上床	準備配備貪睡按鈕的鬧鐘（鬧鐘不會得罪人）	教導東尼前個晚上喝替代飲品	聞到紅牌咖啡豆的香味
就醫，檢查胃食道逆流或呼吸中止症的可能性；改善飲食、增加運動量	茶和吐司有助於起床不爆雷；事先預告今天的作息表也有助益；東尼常作奇怪的夢，跟他談談夢境會有幫助	教導東尼亂吼的替代方法，並告訴他這樣做的好處；讓他使用貪睡按鈕	使用貪睡按鈕可以讓他繼續睡

環境的支持	先兆的支持	教導替代行為	後果的支持
如果東尼晚上喝了飲料，半夜會起來上廁所，干擾他的睡眠。有沒有替代飲料的方法？白天喝的量足夠嗎？		讓東尼知道早起的好處，例如可以吃到喜愛的早餐、別人的讚美、避免遲到、可以盡到本分	

東尼參與了策略的設計——當然他不會單獨寫出支持的策略。了解東尼的人，明白他可以學會替代行為。按下「貪睡鈕」所得到的增強就是可以多睡一會，而不造成誇獎或懲罰。要點是，東尼有能力表現出替代行為——既然大叫揮拳做得到，伸手按鈕和說「不，謝謝」也難不倒他。

這裡的策略是，避開會引發東尼爆雷的環境、讓他學會替代行為、預備爆雷時的反應方式。我們發現，只要東尼睡得好、心情好時，叫他起床就不會揮拳亂叫，其實這時他還會幫大家做早餐；他最愛幫助喜歡的人。

如果只預備爆雷時的因應策略，東尼學不到任何新事。一旦支持者認為他的行為沒有改善，就可能改用嫌惡策略，如潑水、用電擊棒。然而，明白了誘因和先兆後，就可以設計策略來弱化或取消掉它的作用；也可以教導替代方案，繞過挑戰行為來達到目標。這裡的每塊拼圖都可以解決問題，真的用不到電擊棒；真的，完全用不到。

好的支持策略給人在理想行為（不必大叫揮拳地安靜起床——這是他人的理想）和替代行為（貪睡——東尼的偏愛）之間選擇，兩者都比挑戰行為更省事、省力、省麻煩。

三、東尼的故事：競爭或替代的行為

關鍵是，東尼並非被強迫起床，使用具貪睡（是個人權）按鈕的鬧鐘，替代了吼叫揮拳。按貪睡鈕達到相同的結果，但是比揮拳吼叫省力，所以它可以作為替代行為。由於兩者結果相同，我們就把它們稱為「功能

151

等值」。

替代行為的學習比挑戰行為更容易，前提是：

1. 替代行為更省時、省力、省事。

2. 替代行為達到相同的結果。

3. 替代行為有立竿見影的效果。

對東尼而言，按下貪睡鈕很有趣，就值得學習了。按下去就可以逃避起床而貪睡，又不花太大的力氣，讓他的理性慢慢甦醒。這讓東尼的老婆輕鬆多了。這種雙贏的局面，不難達到；替代行為具功能等值性，所以導致雙贏。

表 7.5 是個練習，請你講出兩種替代行為，都比挑戰行為更省時、省事，也有相同的結果。

表 7.5　替代行為的練習

找到具功能等值性的替代行為……*			
行為	功能	替代行為一	替代行為二
吼叫	獲得關注		
吼叫	逃避指令		
打人	得到玩具		
咬人	感覺真爽		
捏戳自己的手臂	讓自己感覺存在		
坐在路上	不想購物；想喝飲料		

*參見表 9.2，該表列舉了一些替代行為的例子。

這個簡單的練習讓你看見，行為的樣態或許讓人目眩神迷，但是在研討會、交誼廳和工作會議中，人們更在乎行為的功能。想找到替代行為和支持策略，就必須了解行為的功能（想達成或逃避什麼事物）。了解行為功能比行為的樣態更重要，因此 PBS 工作者會聚焦在行為目的上。請牢記「功能勝於形式」這句話。

四、東尼的故事：生活品質議題

然而，這些支持策略本身相當狹窄，雖然比起補救的策略，它們已經夠寬廣了。這是因為環繞在挑戰行為的支持策略，並未考慮當事人的全人或生活全貌；這些策略還是聚焦於挑戰行為，雖然讓人困擾，但挑戰行為不是個人生活的全貌。不過，挑戰行為卻透露出：當事人不快樂、不好過、也不被關心。

這就是為什麼要把生活品質的改善納入馬賽克的圖像中。在我們探究的過程中，我們也許會想到房裡大象的議題；畢竟行為不會無中生有，而且環環相扣，有一就有二，常常併發連鎖反應，一連串的條件式甚至可以回溯到懷孕期。

在東尼的例子裡，我們查明了挑戰行為何時發生、何時不發生，據此我們推演出支持的策略。但是我們也發現重要的生活品質，如：

1. 東尼長時間工作，但他覺得不被人關心。
2. 東尼愛喝酒，他說酒讓他放鬆；他以前用冥想的方法，如今他服用藥物 Rioja。
3. 東尼從早忙到晚，只是為了應付工作指令。最近東尼覺得他的生活只有工作。

這幾點對他的生活品質有什麼影響呢？我們也許應該想法子讓工作量合理化，才不會影響他的家庭生活。我們或許可以找到酒精的替代品，讓他放鬆。然後，我們也許應該找到方法，讓東尼對他的工作派令有某種發言權。這麼一來，策略就包含了學會有效管理時間、持有合乎現實的期望，以及對不合理的工作要求說「不」。表 7.6 列舉了某些策略。我們無法假定努力工作一定會導致好的生活品質，畢竟好的生活的確需要好好規劃。因此在東尼的馬賽克圖像當中，加入了提升生活品質的元素。

154

表 7.6　東尼的生活品質策略

提升東尼的生活品質：
1. 如果可能，東尼不必完成工作才下班，而依照合同的工時下班。他應監測工時。
2. 東尼不再需要週末加班，因為那是給家人和朋友的時光。
3. 東尼喜歡工作，因此工作不再只被視為職責，而是熱情所在（這些事還包括：寫作、家庭活動、每月學一樣新事物）。
4. 東尼將嘗試別種放鬆法，也許是靜坐、游泳。
5. 東尼為請求他敬重的長者定期督導他，他們的經驗和工作模式和東尼的理想模式相當。

為了解決東尼起床氣（揮拳大叫），我們承諾要做以下的事			
環境的支持	先兆的支持	教導替代行為	後果的支持
用替代方法減少飲酒，消除東尼的不適感	如果一定要用言語叫東尼起床，不要用命令的語氣，而是要客氣地詢問	教導東尼使用貪睡按鈕	如果東尼還是揮拳大叫，指給他看貪睡按鈕，而不是口頭提示
其他	其他	其他	其他

乍看之下或許覺得東尼是個脾氣壞的老頭子，具有起床氣；不過問題沒那麼簡單。起床的問題背後顯示了生活品質的缺陷。再說，起床氣只是許多問題當中的一項。支持策略防止這些事件再發生，也讓東尼學會有效的替代行為。馬賽克圖像也提示了暴雷時如何因應，更重要的是，它強調要正視深層的生活品質議題。圖像裡的策略能更有效地支持東尼起床，而以生活品質為長程目標的策略讓東尼更有理由起床了。

以下讓我們也來使用馬賽克圖像來檢視另外一位朋友的情形。

五、法蘭尼的故事

法蘭尼周圍的人最關注的是兩個議題。在學校時，法蘭尼任意離開教室不僅嚴重妨礙教學，也影響了她的學習。在家裡，法蘭尼的父母想了解她摳手的問題，雖然她自己不認為這是什麼問題。我們蒐集了很多訊息來了解她離開教室的原因，也透過觀察卡片證實了。然而我們不太了解她自傷的問題，因為我們缺乏像這樣詳細而且經過驗證過的資料。

這不意味著我們應該放棄用馬賽克圖像來展開支持工作，這只表示面對不確定的資訊時，我們應該保持開放的態度。關於自傷，我們頂多只能做到最佳的猜測。先讓我們討論教室的議題，因為資料讓我們對這個議題有較大的信心（見表 7.7）。

表 7.7　關於法蘭尼離開教室的摘要陳述

摘要陳述：法蘭尼離開教室			
誘因	前事	行為	後果
不明。懷疑家庭狀況讓法蘭尼想有更多的自主性和選擇權，對自己缺乏自信	被要求困難的作業，或被嘲笑，或感到孤立無援	法蘭尼走出教室	法蘭尼避掉作業，卻可以從事體力活動，讓自己有獨處的時間去「思考」和「感受」

摘要陳述告訴我們，法蘭尼的行為傳達這個意思：「我不知道如何應對作業指令。」所以支持的目標就是讓法蘭尼學會如何應對作業指令，而不需要離開教室。　　　　　　　　　　　　　　156

表 7.8 中環境策略的假定是，晚上睡不好，白天在校就難以適應。親師間的溝通很重要，老師才知道怎樣協助，如何給法蘭尼作業。既然晚上睡不好，老師們就應該調整對法蘭尼的期望。沒有要求、沒有挑戰，孩子就不會獲益，但是這些要求要怎麼提出，則必須依照法蘭尼的耐受力來調整。

校方可以安排讓法蘭尼坐在喜歡的同伴旁邊，把要求的事項包裝在或　　157
緊接在好玩的社交互動裡，這樣可以減少法蘭尼不適應的機會。多年來的
經驗已經教會人們一個道理，就是有一就有二，一件不快的事會引起一連　　158
串的麻煩。一連串的事件會導致整天或整週都處在隨時爆雷的狀態。而這
一大串事件會讓當事人惡名昭彰，而且可能失去數年的光陰。洞悉了「昨
天的情緒會影響今天的焦慮」，就可以現在踩住煞車，免掉日後一大串的

156

表 7.8 法蘭尼教室的支持馬賽克圖像

法蘭尼離開教室時的支持策略			
環境的支持	前事的支持	教導替代行為	後果的支持
詢問陪伴到校的人昨晚和今早的狀況，如果出現麻煩的事，法蘭尼也許會疲倦，並且對學習作業或同學的批評感到無奈	法蘭尼表現出對同伴或工作指令不耐時，可以把要求的事項包裝在其他活動裡，或把工作切割成較小而可完成的步驟。確定準備有更多的支持	在一對一教學中讓法蘭尼學會放鬆術。提醒她在不同的活動中練習這些放鬆術。示範是有用的	當法蘭尼出現掙扎跡象（皺眉頭、用鉛筆敲打桌子）時，簡化工作或切割成小步驟。讓她知道會有人幫助她完成
讓法蘭尼坐在喜歡的同伴旁邊。在困難作業之前，確定有支持夥伴在他身旁	鼓勵法蘭尼參與班上的討論，讓她有責任感	提醒法蘭尼需要幫忙時要提出請求	讓法蘭尼離開教室10 分鐘，然後縮短為9分鐘、8分鐘，以此類推
在課前、下課時、一對一的教學時，詢問她的情緒狀態。關於如何回應自己的感受，讓她提出解決的方法。例如：有安全的空間、從事其他活動例如畫畫、跑步、當老師的小幫手	讓法蘭尼選擇能力所及的「比較難的」學習活動，照她喜愛的次序。在兩項容易的題目之間插入較難的題目，法蘭尼會做得比較好	對法蘭尼兩個選項：離開教室去跑步十分鐘，或使用放鬆法。不管哪一個，都給她積分和感謝的獎勵	當她返回教室時，如果還在做那個作業，就協助法蘭尼把它做完。如果那個作業已經結束了，就協助她進行當前的活動。謝謝法蘭尼回到教室，獎勵願意回來做比較難的題目
法蘭尼做了情緒卡（「有點難過」、「累了」、「很擔心」、「還好」、「很生氣」），在她不想說話時，可以展示給支持人員看	要法蘭尼分享工作過程的每一個步驟，以確保她往正確的方向走。在每個小步驟上，提供對錯的回饋，以免失敗	告訴法蘭尼她可以立刻離開教室，也可以十秒後離開。（讓法蘭尼數到十）延宕離開就可得到積分以及感謝	謝謝法蘭尼選擇了替代行為、努力應對、努力待在教室裡。她有所貢獻時，不要忘記稱讚他
法蘭尼喜歡把自己的情緒寫在電子試算表上面，然後每個星期做出圖表來，監測自己的狀況。這樣他就可以為自己訂出目標來			確保法蘭尼得到應該得到的獎勵積分。然後把這些積分一直累積下來

157

危機。 158

　　環境的支持策略包括情緒的處理。對有些心智障礙者來說，認識情緒狀態的第一步是為感覺命名，接著才是懂得如何應對。校方幫助法蘭尼認識自己的身體和自己的情緒狀態，教導她認識生氣的感覺，身體會這樣反應，生氣時可以做這些事：大吼大叫、去跑步、畫畫、說出來。這裡給法蘭尼的訊息就是，生氣沒問題——既然很多事她都感到生氣，不妨就說出來，其實這是較不具殺傷力的怒氣宣洩法。這樣，支持者聽到了之後，也可以幫忙處理，然而最重要的還是讓她自己找到方法來克服。

　　環境的支持也包括自我監測的策略。法蘭尼喜歡數字、喜歡蒐集資料。她在筆記本上寫下心情，然後輸入試算表以製作成圖表。每一週法蘭尼都和支持者討論這些資料，她甚至為自己設定了目標：喜樂要更多、生氣要更少。她做了一張清單，列舉了讓她快樂的人、事、地。她知道她可以選擇怎樣的感受，並且知道可以如何應對；這些事讓人耳目一新，真了不起。

　　環境支持的下一步就是前事支持。針對她跑出教室的前事，支持者列出了應對的策略，包括依據最近的經驗為她選擇適當的作業，鼓勵她在課堂中積極參與，分攤責任。說實在，學生的選擇機會很少，因為他們的課程進度其實相當固定。還好這個學校並不存在機器人主管，所以老師們就可以為孩子調整課程。讓法蘭尼在難易之間做選擇時，有了奇妙的結果——她居然選擇了困難的項目，前提是把它分解為容易解答的小步驟。 159
支持者發現，在難的題目前後插入簡單有趣的題目，她比較不會焦慮。他們也發現，如果法蘭尼與同伴討論每一個小步驟，錯誤就可以及時糾正。

　　在不完美的世界中，學習應對不公正是必備的能力；而這需要保持冷靜和表達不平的能力。就法蘭尼而言，學會漸進式的放鬆是第一步。在這方面，能說出挫折感非常重要。支持者示範如何冷靜後，法蘭尼模仿他們調節呼吸和體態。支持者給她一個腳本，說明如何保持冷靜，也分享自己

的感受和作法。分享很重要，讓她看到信任別人的好處。想離開教室時，法蘭尼可以選擇立刻起身離去，或者數到十（小小的延遲）之後離開。數到十會得到積分和讚美。數到十的方法使她能控制情緒。這就讓她在立刻離開教室之外，多了一個選擇。

警訊出現時、真的離開教室時，就要用到後果支持策略，而怎樣增強替代行為也算是後果策略。切記，離開教室是被鼓勵的行為，因為它可以避免在班上進一步的發作（撞頭大吼），然而校方所殷殷企盼的是，除去動輒離開教室的惡習，改以好行為替代。

馬賽克圖像不能只說不做，策略寫了之後得落實。策略會成長，會改變，就像人一樣。馬賽克圖像是動態的，是有機的。目標不只有避免法蘭尼在教室裡撞頭，而要讓她學到一生受用的技能。馬賽克圖像只是更大目標的前奏，是服務對象和支持者成長的根基。

160 至於摳皮膚的問題，我們懂的很少（見表7.9）。摘要陳述不太紮實，因為摳皮膚的紀錄不多。既然無法查驗資料是否正確，我們對摘要陳述的信心就不夠了。

表 7.9　法蘭尼摳皮膚的摘要陳述

摘要陳述：摳皮膚			
誘因	前事	行為	後果
不確定的家庭情境，不穩定的關係，沒有安全感，青春期？	不明……在媽媽或爸爸家獨處時……	法蘭尼摳皮膚	使他的身體、感覺得到控制？自主性？情緒的表達？感覺很棒嗎？

我們用來架構支持策略的思維模式認為，即便還沒有找到摳皮膚的原因，相信原因是存在的。我們仍可用馬賽克圖像來整理出潛在的策略，或許目標比較籠統，但對法蘭尼一般的生活議題多少有些幫助，之後我們會

更詳盡地檢討這些策略，這裡先展示一個馬賽克圖像（見表7.10）。你會發現策略之間有重疊。

表 7.10　法蘭尼摳皮膚的支持工作馬賽克圖像

法蘭尼摳皮膚			
環境的支持	前事的支持	教導替代行為	後果的支持
坦率討論和分享家人的關係	坦率討論和分享家人的關係	討論和分享	不因摳皮膚而斥責法蘭尼
透過談心的時間使他安心	晚上的燈光	寫下對自己的感覺：自我肯定	有問題時幫她澄清
瑪麗（治療師）	傍晚的家庭作息，讓父母參與法蘭尼的生活：不要讓她一個人獨處	橡皮筋、冰塊、淋雨、跳舞、大叫、寫筆記（關於皮膚）	確保法蘭尼有替代的項目，讓她不會自傷
可以從事藝術或運動	當她離開房間去找父母時，讓房間的燈開著	跑步俱樂部？	確定法蘭尼摳抓皮膚時，手是乾淨的
找機會討論青春期		自我監控：用圖表記錄摳抓皮膚或很想摳抓皮膚但選擇不這樣做	使她安心，提供無條件的愛

　　我們用馬賽克拼圖來架構支持策略，因為單一的手段不可能解決所有的因素。由於行為發生的原因很複雜，所以支持策略就會很多元、很細緻。

要點

1. 一個馬賽克圖像包含了多個小的支持策略，當他們合力工作時，就會形成一個完整的圖像。

六、馬賽克圖像的落實

這些支持策略都必須符合現實的要求，無論在家裡、在職場，或是在當事人喜歡的地方，策略都必須與目標相符，也與生活作息相容（Hieneman & Dunlap, 2015）。大部分的情況是，家人和支持者會盡最大的努力，去適應每天的需求，所以他們也必須得到支持，以便學到不同的路徑、新的工作方法、對於當事人的新觀點。對家長和支持者的支持措施，包括說出他們的感受、態度、恐懼。

每個支持策略都必須經過所有參與者的討論，因為他們也是實行這些策略的人。這些策略必須切中目標，不但可行，而且也都充分被理解。

訂定短期目標很有用，這樣才知道我們走在正確的軌道上。必要時，可以修正計畫，只是提升生活品質的終極目標是不可更改的。我們可以變更到達目標的路徑，目標的表面形式也可以更動。

從紙上作業到在生活中落實是一條崎嶇的道路；無論如何，有好的規劃才是成功的開端。實做上，先在對話中討論所有可能的策略，然後協商出最可行的來執行；談完了，就要付諸實現。怎樣做才能讓這些策略可以達標？以下是一些要訣：

1. 練習：透過角色扮演，練習怎樣執行這些策略。
2. 支持：這些策略的執行者需要哪些技能？
3. 人：如果事情不順利，應該找誰幫忙？
4. 指標：要如何記錄、分享達標？是否有一張清楚設定目標的路徑圖，以及開始執行的時間表？
5. 成功的跡證：所謂的成功是什麼樣子？
6. 出錯的跡證：遭遇挫敗時怎樣修改策略？
7. 問責：確認何時、何人、做何事，非常要緊。

支持策略要成功，執行者就必須得到好的支持和引導。有人在旁如同

教練般的指導非常有用。

> **要點**
>
> 1. 規劃如何改善生活品質的策略時，當事人的熟人是否參與？
> 2. 當事人是否參與討論的過程？怎樣參與？參與到什麼程度？
> 3. 策略是否經過練習，是否經過微調？

七、廣泛的策略

挑戰行為的書籍和文章汗牛充棟，只要稍加瀏覽，就可找出千百種介入的建議。不過，每一種建議都應該經過審慎的評估，讓有資格的識途老馬來帶路引導。你無法找到策略的超級市場，從那裡的貨架上找到萬用的解答。根據當事人本位功能評量的結果，並參照生活品質的目標，就可以為個人量身訂作支持策略。

廣泛的策略其目標是中和掉、扭轉或避免挑戰行為的誘因和前事，並且教導替代行為。行為改變支持措施的基本原則是，鼓勵和增強所想要的，而減少和取消你所不想要的。以下列出一些特定場合使用的策略。

八、扭轉挑戰行為的誘因和前事的具體策略

1.互動檔案

對支持團隊來說，「互動檔案」（interaction profiles）是彼此分享訊息的好方法。所有的支持者聚在一起，把大家所發現的「黃金律」列成一份清單，寫下所有當事人喜歡參與的事，也許是作息流程、互動方式、問話模式。

互動檔案會告訴你，哪種互動方式會得到最好的回應，活動應該怎麼安排，當事人（不）喜愛的活動是什麼。這個檔案列出喜歡的活動、活動

的時長，也說明如何培養默契。這裡的邏輯是，要避免衝突，就得創造出正面的互動經驗。

2.溝通護照

與互動檔案類似，溝通護照陳明了不同情境中的有效溝通法。隨著溝通能力和新知的增長，護照就會跟著改變，因此有必要定期檢視，以免內容過時。

聰明的讀者會了解，這兩項策略意在調整我們如何和當事人互動溝通。好的行為工作會使我們傾全力來促成替代行為。實際上，溝通護照與互動檔案這兩個策略讓我們擺脫輔導個案的心態，而與他自在地共處。

3.鑲嵌法

假如摘要陳述指出，我們自身就是引發挑戰行為的前事，那麼我們就必須改變作法，改變我們所帶來的訊息。前兩個策略或許可以讓我們不成為前事。或許過去的經驗會讓當事人以為，和我們互動就會被叫去做不喜歡的事。

因此，我們可以藉由「零要求」來重設當事人對互動的期望。如果他和我們的互動都是有趣的事，而不只是聽令做事，結果就會不一樣了。所以，應當讓「互動」都是好玩不涉及苦差事的活動（悠閒時光、聽音樂）。然而，當事人要抹除「互動即聽令工作」的聯想，是需要時間和經驗。Hingsburger提出警告，我們常以為讓當事人忙碌是好事，其實有時反而會造成壓力，使得我們變成他焦慮的來源。創造美好的經驗是重設關係的第一步；關係好了，才能藉著社交互動，慢慢引導工作的要求（Hingsburger, 1998）。

鑲嵌法的意思，就是把工作指令不著痕跡地隱藏在正向的情境中。當事人不愛的但卻有益的事，可以使用這個策略（Carr et al., 1994）。

165

　　我服務過的一位年輕人，因為討厭物理治療的緣故，支持者讓他停了好幾天。替代的活動是聽愛聽的音樂時做好玩的瑜伽，效果和物理治療類似。我們又用他喜歡的游泳來替代水療；雖然方法不同，效果卻一樣。

4.讓房子成為家

　　提高當事人和所在（工作及居住）場所的適配性，有多種方法，這樣可避免甚至扭轉衝突。這算是用環境和前事策略，解決了潛在的問題。具體的作法包括：找出並移走房裡的大象、教導溝通互動。讓他與人的互動和睦，減少嚴格的工作要求。人們喜歡深化的關係和活化的活動，這會讓挑戰行為變少。

　　以下的清單列舉了降低衝突的方法，足以可以提升當事人的生活品質：

　　(1)改善如何支持當事人：「讓互動有趣」。

　　(2)改善期望：「這會不會太難，或太簡單？」

　　(3)改善時間：「活動或互動會不會太久或太短？」

　　(4)改善溝通方式：「講聽得懂的話」。

166

　　(5)改善活動的內容：「主動支持」。

　　(6)改善默契：「支持者就是快樂時光的代名詞」。

　　(7)讓他有歸屬感：「不只和支薪員工建立連結」。

　　(8)別引爆挑戰行為的前事：「不要扣板機，以免引發戰爭」；這叫做前事介入。

　　(9)讓所屬的物理空間很舒適：「我家」。

　　(10)讓所屬的物理空間有趣：「我喜歡住這裡」。

　　(11)不但有事做，每天、每週、每年的作息表都可預測：「我等著做……」。

　　(12)讓當事人對所在的噪音、空間、光線、溫度感到舒適。

(13)讓當事人可以獲得食物、飲水、活動。

(14)確定當事人得到他們要的人事物。假如他用挑戰行為爭取注意，就找機會關照他。這種前事介入策略削弱了特定行為和特定後果之間的關係，因而減輕了他對那個行為的依賴。

請記得，這些策略告訴我們怎樣做到個人本位的支持，如此才能提升他的生活品質。

九、替代行為

167

1.學會等待

俗話說：「好運會降臨在耐心等待的人」，但是有時我們非常渴望得著昨天的東西。學會等待——從要求到滿足——是有用的生活技能。那麼，要如何幫助他人學會等候呢？

簡單地說，我們把時間填滿。想喝飲料，就到廚房挑選然後自製；想抽菸，就先清理房間；想拿月薪，就先做好工作。

練習等待應考量到當事人現在的耐性。喝飲料等不到 5 分鐘就抓狂，想叫他等 30 分鐘豈非要炸翻天。如果只用 2 分鐘調製飲料，他的耐性是夠的，時間短、有事做、結果好，這時趁機既可學習沖飲料，也使彼此融洽。

有條公式可以用來計算等待的合理時長。如果為了某事他平均可以等 10 分鐘，那麼把時間折半後讓他滿足那事是合適的。沒事的空等是極大的挑戰，會讓人覺得時間無窮無盡。一旦知道他的耐性到了什麼程度，我們就可以確保他不必忍到那個時候。等他習慣等待的過程，你就可以逐漸拉長等待期，並且在期間安排有趣的活動。一開始 5 分鐘，然後 5 分 20 秒；一旦他可以忍受，你就拉長到 5 分 40 秒；以此類推。然而，必須漸進，也要隨時觀察他是否適應。在等待期間安排有趣的事，會讓等候容易

一些；安排有事做，是很要緊的。

此外，一定要留意大象的蹤影：只為了解除焦慮或不被傷害，就期待某人可以等待，合理嗎？讓人無故等待，會不會是權力或掌控慾的濫用？有時立刻的回應更重要。有些遠因事件會讓當事者失去耐心，例如，沒有留意到他少了安全感，卻硬要他等半個小時才能有人對話，這種等待的意義不大。這時他需要的是有人談就好了，至於談什麼倒不那麼重要。

有時什麼都不必說，因為做比說更有意義。第九章會提到哈利的故事，就是一個很好的例子。我們不必開口，哈利就會去取來飲料。我們只需要指給他看，他就會拿去喝了。

2.新學習策略

要學一個新的技能，事先具備它的原始版本是有用的。例如，你想教我「我要休息一下」的手語，我要會擺動手指、手掌、手臂。如果新的技能有趣，教學的過程也讓人歡喜，學習會容易些。項目有趣、雙方又有好的默契都很重要。更重要的是，新的技能對我真有幫助。如果你夠了解這個人，對他細微的行為（眼神、表情）都能解釋，你就能透過增強的方式來改變他。某人看著飲料時，就把飲料遞給他，這就是教與學。

擬出一張清單，列舉當事人喜歡的人事物，這張清單可以在任何教學規劃中使用，不過需要注意以下的事項：

(1)行為的後果是自然的抑或人為的增強物？

　－ 調製飲料的自然增強物就是喝到那杯飲料。（調製飲料的行為完全不必依賴口頭的讚美：「做得很棒」這句話對我毫無作用，只讓我感到厭煩，因為我正在享用我的飲料。請不要說話，讓我好好喝！）

　－ 在調製飲料這件事上，人為增強物是外加的後果，例如獎勵積分。（很怪，不是嗎？）

－自然增強物是理想的選擇，因為不假外求，畢竟人為增強物是人給的，而人可能會忘掉。行為若是透過自然的增強，那麼它的持續性很長。人為增強物或許在行為養成的初期是必要的，但是接著就要讓它褪除，並由自然增強物取而代之，這是最理想的狀況。例如，溝通行為的學習和維持，就是透過自然增強而達到的。溝通之所以能夠持續，不是因為我得到稱讚，而是因為溝通達到它自然的效果。

2. 增強物可以隨意取得嗎？或者是一種天賦人權？

－之前給予的增強物，現在撤除不給了，會引發倫理的問題。本來就是屬於他的，就不應該用任何方式來賺取。

－必須留意到，隨時可取得的物品會讓人容易飽足，當他飽足時，它就不是有用的增強物了。

－找出很多不同的增強物，混著使用它們。

3. 當事人的生活當中是否有足夠的增強作用？

－對於我們獵捕大象而言，這是一個有意義的問題。對新的行為找到特定的增強物或許不那麼必要，不如花更多時間不按照條件式給予增強——換句話說，想辦法豐富他們的生活，不必讓他們用什麼方式來賺取原本就應該是屬於他們的東西（Hingsburger, 1998）。

最有效的教導，是讓你自己成為巨大的全方位增強物（a huge generalised reinforcer），也就是讓你成為有趣、投入、招待、娛樂的代名詞。教導應該是一件好玩的事，不該是勞苦，而且應該以提升生活品質為宗旨。（想想在這個星球上，每一天總有人會為了他們在學校學過的三角函數而感謝他們的幸運星座，因為那是多麼有用的知識啊。）

我們或許會認為繫鞋帶是一個很棒的技能，但是懶人鞋讓人更方便快速地到戶外活動。問問你自己，你想教的技能對當事人是否有意義。這項

170

技能是否能提升當事人的能力而被人肯定，或是可以不必靠著你就達到理想的地步呢？

　　如果要用人為的增強物來養成一個新的技能，你就必須變化增強物。一個增強物用久了很快就會感到無聊，然後失去新鮮感和效用。想像你最愛吃的點心被用來當成增強物，過了不久，只要看到點心，你就反胃。過度使用增強物，或許會讓它變成懲罰。太多的稱讚、太多的巧克力、太多的笑臉貼紙，都會降低它的效用。

十、要有願景：成就、長期目標、盼望

　　挑戰行為影響重大，但它只占當事人生活的一小部分；挑戰行為代表生活品質出了問題。儘管支持策略都用心設計和執行，然而如果不考慮當事人的目標、願景、期望和喜好，它就不算完整。挑戰行為的支持策略，要與達成長期願景的大策略相容；若是只著眼於當前的需要，代價就是失去了長遠的眼界。

　　充實專業知能時，我們應牢記，價值觀是 PBS 工作的根本核心。所有理解和回應挑戰行為的作為，都是為了提升當事人（和相關者）的生活品質（Carr et al., 2002）。生活品質不是附帶的目標，而是這項工作的主體。不把生活品質納入支持工作當中，就是敷衍了事。假如我們的工作讓當事人活著沒有盼望，缺乏愛，也沒有人關心，這表示我們的工作不完全，少掉了重要的部分。

　　當事人本位的方案可以讓人按部就班地達到理想的目標。PBS工作者的慘痛教訓告訴我們，好的行為支持方案本質上都是當事人本位（O'Neill et al., 2015）。支持策略經常把焦點放在改善行為上，然後把生活品質丟到腦後，也許是期望別人會注意到這一塊吧！好的生活不會憑空降臨，需要去規劃和費心經營（Gilbert, 1978）。當事人本位的方案會訂出目標，然後有步驟地去完成目標。有 PBS 經驗的家庭知道，當事人本位的方案

171

可以改善生活品質，前提是：

1. 聚焦在妨礙生活品質的關鍵行為上。

2. 不只要改變人，也要改變環境。

3. 要努力改善人際關係。

4. 所 有 人 都 要 一 起 學 習（Fleisher, Ballard-Krishnan, & Benito, 2015）。

十一、造馬廄？還是鬥馬房？（事先防範還是亡羊補牢？）

以上說的都是事先防範的（proactive）策略，意思是在問題沒有發生之前所做的防範措施。事先防範的策略有如蓋馬廄。反過來說，亡羊補牢的（reactive）策略告訴人家，挑戰行為發生時應該做什麼。亡羊補牢的策略鼓勵馬匹重新回到馬廄裡，而不是在馬匹跑掉之後把門關上就算了。

過去 40 幾年來，最有效、最正向、最激勵、最人本的方法，幾乎都是事先防範的或前事策略，然而實務上，讓人沮喪的是，亡羊補牢的策略還是相當普遍，這其來有自。

首先，研究成果與最佳的執行方法，還沒有深入到所有訓練和專業的部門，以至於老派的「管理」思維（而非「支持」模式）仍然主導了許多黑暗的角落。再者，儘管最佳指導原則和官方政策都提倡事先防範（而非亡羊補牢）策略，但是品質指標常常給亡羊補牢的策略撐腰。人們被「萬一他們傷人傷己時怎麼辦？」的憂慮盤據，以致於無法事先防範。第三，很多訓練者強調挑戰行為的危險性及可能的病理因素，又認為當事人迥異於常人，所以必須使用約束的方法來控制他——甚至認為把人拘禁在隔離所是必要的。第四，一旦使用了事先防範（不具拘束性）的策略，權威和控制力就被削弱了，有些人覺得把人約束起來是個有趣的工作。最後，亡羊補牢策略使得挑戰行為短暫地減少了，是所謂的負增強，負增強聽起來很奇怪。行為之後給了什麼東西，導致以後行為還會繼續出現，這個東西

就是正增強。反過來說，行為之後剝奪了什麼東西，導致以後行為還繼續出現，這個東西就是負增強。挑戰行為之後，如果當事人被約束或用藥，那個行為可能會暫時停止，頂多持續一會。

最後一點值得注意，亡羊補牢策略是短期特效藥，不是長期的解決方法。不管挑戰行為暫時停止的原因是什麼，儘管找不到長期的治本方法，暫時的解脫會讓我一再重複的使用它。特別是如果我對事先防範策略不太了解，我會更依賴亡羊補牢的策略。常見的亡羊補牢策略包括了：

1. 身體或精神上的約束。

2. 用鎮定藥。

3. 恐嚇（剝奪權利、活動、食物、飲料）。

4. 帶離活動現場（挪走喜歡的人、事、地）。

5. 拿走東西（除非表現好要不然得不到喜愛的事物）。

6. 過度矯正（例如，如果我弄髒了，不只要清理我弄髒的部分，還得清理整個房間）。

7. 停止某些權利。

短暫地中斷挑戰行為也是極大的報償，負面的經驗（挑戰行為就是一個例子）即使是短暫地移除掉，無論是怎麼辦到的，那個方法會一再的被使用。因此我們可以這樣說，使用負面策略而傷害他人者，並不是單純的壞所導致的，而是他不知道有其他更好的方法。

事實上，行為科學教導我們，就算是蠢蛋也可以讓局面得到緩解。

要點

1. 馬賽克圖像可以扭轉或避免挑戰行為的遠因與先兆。

2. 馬賽克圖像也包括鼓勵和教導替代行為。

3. 馬賽克圖像要求當行為發生時要注意安全，事先防範優於亡羊補牢。

174 **十二、滋養你的人性成分：福瑞的故事**

　　福瑞總是問工作夥伴接下來要做什麼，由於問得太頻繁，讓工作夥伴不勝其擾。因為沒有視覺輔助的作息表，所以福瑞不知道接下來做什麼。支持者不想讓他知道，免得他太「執著」。有一天一個資深的夥伴值班時，他受夠了福瑞不斷提問明天可否搭巴士外出，就說：「你知道人們怎麼說嗎，福瑞，明天的事留給明天再說吧。」福瑞看著夥伴，說到：「可是，明天從來不會來。」

　　其實比較合乎人性的作法，應該是給他圖像化的訊息，讓他清楚知道預定的作息表。懂得人性的人應該會注意到，福瑞未必真的那麼想知道明天要做什麼，其實他可能希望有人作伴。他可能想結伴出遊，用他知道的唯一方法詢問。他或許不在乎明天的行事曆，只是想找個話題跟人聊天。

> **要點**
> 1. 布置環境，以免當事人過度依賴你。
> 2. 主動傾聽，人們找你不見得是為了訊息，而是為了作伴。

十三、法蘭尼的故事

175

聽了教育心理學家以及支持團隊的建議，學校修正了法蘭尼的支持工作。因為他們發現指令太多以及人多時法蘭尼會有困難，他們就在教法和目標上做了一些調整。如果發現某項作業太難，他們會這樣做：

1. 把複雜的作業切割成幾個簡單的小步驟，通過每個步驟時都有積分。

2. 讓法蘭尼事先練習。

3. 每個討論小組都會得到協助。學生知道，舉手發問尋求協助會得到獎勵：包括得到關注，取得答案，也會得到積分。

4. 自己解題及幫忙他人都會得到額外的積分，讓她有機會向同學解釋解答的理由。

5. 積分可以換取獎狀，也可以換取週五下午的「自由活動」——孩子自由活動的 20 分鐘。每個孩子的積分用掛圖顯示，大家都可以看得到。每週任何時間都可以贏得積分。這些分數也不會被扣除。偶爾的不良行為不會取消掉這些已有的積分。

6. 歐文老師引進一套辦法，就是孩子可以把自己的積分轉讓給他人。這麼做可以讓他們賺到 2 分鐘自由活動的時間。如果全班的點數在一個月內達到某個數字，他們就會得到「榮譽班級點心時間」的特權。

校方給法蘭尼特權，讓她可以選擇跟誰坐在一起。他們採用了一套紅綠燈卡片——不愉快時拿出黃燈卡，生氣時拿出紅燈卡，平安無事時拿出綠燈卡（其實這時候她不會拿出來，因為她已經跟上教學的步驟了）。一天結束時，法蘭尼用 5 分鐘時間和羅伯茲女士討論這些卡片的使用情形，也就是每節課自己的情緒狀態。總是有時間讓她說一下表現好的情形，雖然這對她很難（「我不是一個聰明的學生」）。

176

　　羅伯茲女士和歐文老師教導法蘭尼使用圖表顯示每週順利的天數，也標示出自我克制不讓情緒爆發的次數。法蘭尼覺得，把這些重要的事用圖表顯現很有趣。聶魯達女士寫信告訴法蘭尼，從她身上學到很多東西。校方找出同情法蘭尼的友伴，作為上課和休息時的支持伴侶。

　　就算有了這些策略，一次在某堂課裡，法蘭尼情緒爆炸。她推開教室的門走出去，發現下大雨。歐文老師建議她去體育館，但是 5 分鐘後那裡有體育課。法蘭尼是否可以先跑 5 分鐘，而不是 10 分鐘？如果做得到，歐文老師就會感激不已。5 分鐘後，法蘭尼果然回到教室了。歐文老師說，「太不可思議了」。也就是說，跑步 10 分鐘這件事並不是板上釘釘，不容更改。

　　總結起來，支持法蘭尼的策略如下：

1. 調和法蘭尼和同學之間的相處（讓學校是一個更友善的環境）。
2. 讓她更願意尋求協助（在情緒發作前就得到關注了）。
3. 切割複雜的作業，新增一連串簡單的小步驟（讓作業不令人討厭）。
4. 分享情緒，建立友情（改善生活品質）。
5. 讓她知道好的功課表現和好的行為，可以換來什麼獎勵（有清楚的期待）。
6. 跑步的時間減少（開始學習調適）。

　　在學校時法蘭尼比較愉快。雖然沒有人喜歡她，但是反過來說，她也沒有任何喜歡的人。情緒發作的次數減少了，獎勵積分有用，切成小步驟也有用，然而最大的進步是法蘭尼對自己的感覺變好了。所有這些作法，只是為了讓她學到更重要的功課。

　　在家裡，林恩和約翰的關係很緊繃，當茉莉問法蘭尼手腕上的橡皮筋是怎麼回事時，林恩發現心理師輔導的事，結果法蘭尼和茉莉吵了一架，而法蘭尼覺得林恩幫茉莉說話。

茆莉認為法蘭尼想要操控別人，而林恩則怪罪約翰，覺得他只要老實把事情說清楚，就不會吵架。結果是林恩學到了心理師的建議，然後要求跟瑪麗見面。這樣一來，這些策略就在兩邊的家庭都使用了：多一些時間陪伴、兩人一起做家事並且聊天、讓她透過運動、藝術、對話來宣洩情緒，林恩和法蘭尼也學會隨著音樂起舞。如果法蘭尼喜歡跑步，為什麼你也不學學跑步呢？雖然這也許是天生的技能，但是有了好的技巧可以更上一層樓。瑪麗表示，這個說法也是個比喻，也適用在許多地方。

在法蘭尼家裡，主要的策略是讓她有足夠的空間表達自己的情緒，透過替代行為和自傷行為競爭。她現在覺得別人更看重她，也更願意聽她說話。

瑪麗的輔導工作讓法蘭尼知道，天下沒有完美的父母，他們常常忘記兒時的事，所以要不時直接跟他們說話。

法蘭尼現在有很多自我表達的方法。其中之一是摳自己，儘管還有很多別的方法，有時候痛有好處，她現在會監測記錄自己的行為，包括：自傷、使用替代方法、情緒發作。有時她會拿這些與父母分享，但是她多半只要看數字和圖表就可以了。她注意到自傷減少了，情緒發作也減少了。法蘭尼也開始做了圖表，顯示她有自傷的欲望可是沒做。結果顯示，瘀青、紅腫、流血的日子越來越少（約翰說：「我只希望這條曲線越來越陡」）。

178

生命本來就是困難的，本來就是不公平的。儘管我們已經很努力了，事情總有崩壞的時候，舊行為還是會冒出來，因為它一再地被試探、被測試、被學習。法蘭尼總是有能力來再度經驗情緒發作，也總是知道怎麼做以及為什麼她去傷害自己。

當她自傷時——很少，頂多一個月一次到兩次——你不會看到有人驚慌失措，然後覺得前功盡棄。這些策略逐漸融入每一天的家庭作息當中，法蘭尼還是會「想要」傷害自己，甚至真的傷害自己了。她把這些都記錄

下來，「就像日記一樣」，法蘭尼這樣說。

行為改變了，生活也大大的改變。如果還是大驚小怪，那麼情況只會雪上加霜。當法蘭尼察覺自己越來越焦慮擔憂時，當學校的事情不順利時，她就會把音樂開得很大聲，手腕上繫著橡皮圈。她的美術作品就比較雜亂，顏色比較大膽等。現在她加入慢跑社，認識了一些人。

我們很容易就把學到的事忘記了，有時候不存在的事物比存在的事物更具傷害性——法蘭尼表現好的時候；學校幾個禮拜沒有發現她有情緒崩潰時；約翰、林恩、茉莉跟瑪麗道別時——這時很容易就忽略掉讓法蘭尼維持正軌的一些作法。人會忘記跟他說話，會忘掉策略的內容。只有當挑戰行為又出現時，他們才又會拿出策略來。做為行為工作者，我們不必假定她又倒退嚕了，可能只是我們忘了把策略繼續使用出來而已。

在結束法蘭尼的支持工作時，我們認識了很多自己的限制：有時候，我們所能做的最棒的事，不是去解決挑戰行為，而是去透徹的認識一個人。林恩和約翰對法蘭尼還會繼續自傷感到很挫折（而茉莉則認為應該給她更強烈的教訓才足以讓她脫困），好在他們發現頻率變低了，也比較不影響生活，這讓他們安慰許多。

法蘭尼學到了成長的心酸，她說現在「好日子多過壞日子」（她用圖表來證明這一點）。她說，有些時候冰塊和橡皮筋是不夠的，還是只有自傷才能讓她感到真實的存在。法蘭尼說：「有些人覺得這就是自殺，但絕對不是這樣，它只會提醒我還活著。」

要點

1. 行為就是訊息，是我們可以理解的。

2. 這個訊息告訴我們應該調整或扭轉——怎樣經營我們的關係、設定我們的期望、做出我們的行為。

3. 這個訊息告訴我們，可以創造出更符合當事人需要的環境。

4. 很容易忘掉我們已經走了多遠。花時間慶祝你的成功，花時間記錄好的方法。別驚慌失措。

第八章

事情出錯時怎麼辦

好的馬賽克圖像，告訴我們這些事：避開衝突，扭轉對峙，使用替代行為。此外，也應該告訴我們：緊急狀況出現時應該怎麼辦？儘管我們都知道，事前防範、杜絕危機是上策；本書如果不回答這個問題的話，就是一本爛書。事前防範固然要緊，但如對緊急狀況毫無準備，那我們就是愚蠢之至。此時，我們的對策應該是強化替代行為，並弱化挑戰行為的強度。

本章討論挑戰行為出現時，我們的因應之道：這叫「亡羊補牢策略」（reactive strategies）。如果我們自認為對當事人相當了解，那麼在約束、傷害、懲罰之外，應該還有很多方法足以應對緊急狀況。本章討論身體約束以外的方法。

我無意教導身體約束的技巧，因為有太多可用的替代之道了。再說，我沒有一件印有某家公司名稱的T恤——他們靠著教導約束弱勢者身體的技巧，賺進許多鈔票。

亡羊補牢策略必須補足事先防範策略的不足。例如，假如事前防範著眼於和睦與溝通，用約束和剝奪的負面策略會使其前功盡棄。約束法赤裸裸地濫用權力，毫無幫助。不能因為事出緊急，就合理化這樣的作為。危險的行為不能合理化另一個危險的行為。面對危險的行為，需要有更多（不是更少）的創意、理解、選擇、熱情。我們無法預知緊急事故（即不斷升級的突發騷動）何時發生，然而我們可以事先規劃和練習因應的方法。

如同上一章所說的，亡羊補牢策略目的不在教導新的技能。有些作者和工作者甚至不認為這些策略算是介入方法，因為目標卑微，既不宏大，也不聰明。亡羊補牢的策略目的只在迅速、無痛、正向地解除危機，在顧

全彼此的顏面和關係下，結束緊急事故。

好的亡羊補牢策略不會懲罰或威脅人，也不驅逐或護送他離開。當事人本位的亡羊補牢策略不會假借安撫之名行惡——剝奪當事人的選擇權、自主權、尊嚴，從而使希望破滅、破壞信任、危害生活品質。這些策略要求清楚、冷靜、選擇權；為當事人爭取到時間，足以冷靜下來，弭平衝突。

亡羊補牢策略必須：

1. 依據個人本位功能評量的摘要陳述來設計。
2. 每個參與者——盡可能涵蓋當事人——都同意。
3. 降低對所有人的風險，同時迅速地解決問題。
4. 設計包含不同等級的策略，來預防、減少、管理關切的問題（詳見下文）。
5. 指明用在哪個行為之上，在哪個場合，如何使用，怎樣加以記錄，說明將來如何褪除。
6. 強調溝通的解決方法。
7. 討論、練習、演練（如角色扮演）。
8. 使用過後加以檢討。

萬一策略失靈的話，要怎麼補救。亡羊補牢策略也會陳述，關係破裂時如何修復。

一旦使用身體的約束，信任感一定會被破壞掉。強制去約束他人，絕對會使你們的關係變質，不要搞錯，用了之後你也會被改變。每一次的約束，都讓你們的關係受損。

問問你自己：

1. 這個危機策略是你所喜歡的經驗嗎？
2. 這個策略會是你的兩歲孩童、你的夥伴、你的阿公阿嬤喜歡的嗎？

如果答案是不，我會很誠懇的建議，它也不適用於你所支持的對象身

183

上。

一、投資上游

假如摘要陳述告訴你，具有潛在傷害性的行為，其先兆的傷害性較小，亡羊補牢策略應該以解除傷害性小的行為為主。一旦能夠辨識出挑戰行為的連鎖效應，我們就可以聚焦在先兆行為之上。切勿放過傷害性較小的行為，以免它升級成為大患（LaVigna & Willis, 1997）。

亡羊補牢策略可以分階段實施：

1. 階段一：當事人處在「低躁動」的狀態；他有一點激動或惱怒，這時的策略應該是主動傾聽、分散他的注意力去從事中性的或喜好的活動。

2. 階段二：當事人表現出強度稍強的先兆行為，例如咒罵、撞家具，這時的策略是引進新的刺激（詳見下文），例如：改變環境、換到別的空間、換人陪伴、若安全許可讓他獨處。

3. 階段二：當事人出現最嚴重的行為，策略如下所述。

如果身體的壓制或約束是你們所習慣的作法，你可以試著減少約束的時程和頻率，改試階段一和階段二的方法。正向行為實務工作的領導者，應該首先致力於減少約束或壓制（Deveau & Leitch, 2018）。

對每個人來說，及早反應永遠較不費事，也較沒有後遺症。圖 8.1 顯示，在當事人出聲音時就立刻反應，最能有效應對。例如，主動傾聽發聲的內容。

既然我們有所回應，就避免了連鎖反應後期所需要的消極和指導式的支持方式。一開始我們總是使用最不具破壞性的方法。

這是常識，不過前提是，支持者不願使用消極和指導式的支持方式。我看過有些人忽視輕微的挑戰行為，直到問題變嚴重了才出手。或許他們錯誤的認為這才是他們的職責所在，或許他們不知道就挑戰行為而言，星

184

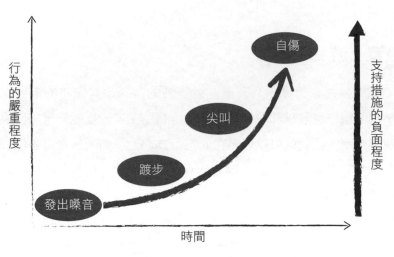

圖 8.1　行為會逐步升級

星之火可以燎原。

185

> **要點**
>
> 1. 不要等到危機來了才去處理。
> 2. 亡羊補牢策略需要演練。
> 3. 要在傷害性還小時就出手，否則有可能坐大升級，難以收拾。
> 4. 假如你的日常工作就有身體壓制或約束的作為，有哪些步驟可以扭轉這種現象？
> 5. 除了身體壓制以外，有無其他辦法？
> 6. 身體壓制是在所有的選項當中最不消極負面的嗎？

二、照顧彼此需要練習

　　挑戰行為讓人驚慌害怕，不僅對我，對他自己都可能造成傷害。我們當下可能思考混亂，而像動物一樣本能地防衛自己，這就是為什麼演練這

些事後補救策略非常重要。保持自信面對可能的情況，也可以提升我們的能力。

剛才揍我一拳的人，期待我對他保持友好，真的強人所難。所以，亡羊補牢策略最重要的元素，就是為事件發生的前後準備好將有的支持措施；而如何在危機前後互相互扶持更是能力的展現。

開檢討會（debriefing）可以確保人們在危機出現時按部就班地應對。在檢討會裡，我們會討論發生了什麼事、何以發生，更重要的是，吸取教訓以便更好的面對下一次。檢討會不是去找替罪羔羊，而是確保每個人的安全和福祉，找出危機時的應對之道，檢討事件前中後人們的溝通情形。人們的感受很重要，讓每個人都能表達想法至關重要。

一旦發生了嚴重的挑戰行為，就有可能產生創傷後的壓力。這表示一次性的檢討會是不夠的，持續性的對話很有必要，這表示任何團隊的領導者都應該培養出健康、信任、有效的文化。我們應該支持與照顧那些支持者。然而現實是，檢討會及持續的關懷只給服務對象。

186

要點

1. 臨渴掘井非上策。
2. 亡羊補牢策略需要演練。
3. 強度弱的行為最需要亡羊補牢策略，如不及時處理，很快會升級惡化。
4. 如果身體的約束是日常發生的事，就應該採取行動讓它不再發生。
5. 列出替代身體約束的方法，最好是分心或迴避的策略。
6. 在身體約束之前，應該窮盡所有的非嫌惡性的策略。

三、亡羊補牢策略的原則

亡羊補牢策略不應該包括懲罰。懲罰剝奪了當事人的活動和機會，甚

至讓他付出代價（「你已經失去出遊的機會了」）。甲認為負面、殘忍、懲罰的經驗，乙卻不覺得，畢竟感受因人而異。甲覺得坐牢是獎賞，乙卻認為是天大的懲罰。就教學而言，懲罰最沒有效果。杜絕懲罰的立論基礎是，避免對當事人造成現在和未來的傷害。它無異於虐待——童年受虐的後果很少止息：就像下個不停的雨，一輩子都造成洪災。

懲罰別人會上癮，然而它不像其他方法那麼有效，全世界到處都受到專業的、倫理的，以及法律的禁止。雖然如此，明知無效，人類的本性還是把懲罰當成「給他教訓」的方法。電影、書籍、現實社會都充滿了懲罰的手段，在我們的文化當中是個很難塗消掉的概念。

在還沒有討論到其他補救策略之前，先來看一條重要的原則。很多我尊敬的人卻討厭它。在危機時，當每個人精疲力竭時，你不禁懷疑你為什麼會在這裡；每個人都在搶奪主導權，有些人會竭力嘶聲地告訴你，千萬別讓步。然而，有個「不要增強挑戰行為」的魔咒，千萬不要聽從。為了結束這個場面，很容易就按照別人一開始的期望去做；我們的工作不是應該讓人冷靜，而非驅趕別人嗎？這些事都叫人困惑不已！說那句話的人有個理——「一旦你讓步，讓他予取予求，難道不會讓他未來變本加厲嗎？」

我可以保證答案是「不會」——只要當事人還有別的方法得到同樣的結果。讓當事人獲得他們所要的事物，是解除危機合理的方法。（人類歷史中透過妥協拯救了無數的生命。苟且偷生是合理的願望。）

假如只有透過發脾氣才能夠得到關懷，那麼「選擇」用挑戰行為得到注意的機率確實會升高。然而，好的支持工作就是要讓他在其他時機都可以無條件得到關懷，這樣一來，挑戰行為和得到關注之間的條件式就會被弱化。

簡單地說，如果尖叫是得到一杯茶的唯一方法，那麼想喝茶時，我一定會尖叫。喝茶與尖叫之間的關聯，可以透過學習自己泡茶來破除。既然

自己會泡茶，那又何必尖叫呢？　　　　　　　　　　　　　　　　　　　188

　　也就是說，當我們想要解決衝突時，不必掛慮可能會強化挑戰行為，因為在衝突時，別說一杯茶了，任何他想要的東西都可以給他，只要能安全地解除危機就好。這樣想，就可以讓我們打開害怕強化挑戰行為的死結，增強是一回事，然而解除危機又是另外一回事（LaVigna, 1995; Osgood, 2004）。

　　舉例來說，如果孩子透過自傷來贏得注意，我們就必須關注他，化解自傷以保證安全。就是全神貫注在孩子身上，別讓他傷害自己，這樣做勝過在他自傷之後再給予關心。

要點

1. 亡羊補牢策略不應該包含懲罰；懲罰的代價太高了，令人卻步。
2. 按著當事人要求的給他，這是沒問題的。

四、策略

　　以下所列舉的策略出發點是，為大家爭取到時間，可以冷靜下來、重整心情、繼續前進，回到正軌。也就是說，這些策略就是分散並且轉移他的注意力。在危機當中，沒有人能夠好好的傾聽，因為大家都在惱怒的狀態當中，因此以下的策略縱然提到說話，但是請記住，溝通不只是言詞而已──手勢、姿態、表情、記號，都可能抵銷掉你所說出來的言詞。例如，如果你發現你在現場會讓情況變得更糟，那麼你只要離開現場就可以了。反之，你的存在對於危機的解除有幫助，那麼就出現在現場。你的行動會說話。

　　通用尺碼（off-the-peg）的策略誰都不適用，所以以下的策略必須經過調整、修正，以符合當事人的需要。任何事後補救的策略都必須因人設

189　事。除非你非常認識這個人，否則不要輕易使用任何一個策略。

1.不要輕易說「不」，除非你已經試過說「好」

只要安全無虞，當事人要什麼就給他。傾聽本身就是一項利器，他既然提出要求了，然後你也應允了，就會讓挑戰行為戛然而止。危機時，「給」，而不必「說」——「特別」是在危機時。

2.有「施」才有「受」

當 Steve Jobs 和蘋果公司引進 iPad 跟 iPhone 時，完全不知道他們創造了什麼——這些東西竟然變成家長和支持者威脅要奪走的事物：「好吧，阿明，你剛剛失去了 iPad。」如同所有的原始本能，心愛的事物被奪走，只會引發反效果，而且這樣做只是滿足你的掌控慾罷了。

「別告訴人家你愛什麼，因為他們會要你付出代價的」——我不只在一個機構裡聽到這句話。說白了，這句話就是：「別讓人知道你的最愛，因為他們會拿它來威脅你聽話。」然而，我在很多家庭（包括我家）也都聽到這麼一句話。「無所謂，不拿白不拿」，這句話也可以翻譯成「不必珍惜別人可以用來威脅你的東西」。

曾經有個令人尊敬的支持者告訴我（當時我還非常驕傲）：「我們必須給人他應得的東西，我們沒有權力拿走他所重視的東西，就算這樣做會讓我們覺得自己很重要。」看官們，這就是為什麼我和她結婚的原因。

3.增加選擇，而不是減少選擇

危機時第一個犧牲的，通常是選擇權。然而，給當事人選擇，才能化解危機。要對話，不要掌控；給人選擇，而不是逼他走入死巷（沒有退路）。

190　如果多年來他一再出現挑戰行為，以致你生出一個錯覺——只有剝奪

他的選擇權，他才學會教訓知道自己錯了。然而，挑戰行為並沒有停息。既然剝奪選擇的機會不管用，為什麼不改寫劇本呢？答案是，讓選擇性增多而不是減少。

當事人會身處危機當中，確實可能因為有過多的選擇。此時，剝奪選擇性也許會讓危機解除。可以用公路來比喻。當事情順利時，路上沒有工程或坑洞，你可以轉入任何一條巷道；然而有路況時，你只能減速慢行，甚至只能使用某一線道。

4.道歉

我想對你坦白，我自己曾經造成幾十次的情緒失控、挑戰行為和衝突，原因只是沒有好好的關注我所服務的對象。一句話、一個笑話、一聲嘆息、一個身體的姿勢、一個暗示、皺一下眉頭——任何事——都可能引發挑戰行為。

說聲對不起，或許是緩和情況的一條路：一句出自內心的「對不起」，可以緩和讓人遺憾的情形。說一句對不起是一個承諾，表示我會盡我全力下次不要再發生相同的事。不過，如果我一再重複地說對不起，卻總是重蹈覆轍，不論我的道歉有多麼用心，它終究會失去效用的。我不再被信任了。這樣的情形適用在每個人、每個團隊、每個服務場所。

「我錯了」很有力量，卻很少被使用。說對不起只是和緩並修復關係的第一步；有裂縫的關係在進展之前，先要讓裂縫密合起來。

5.不要老套

挑戰行為經常會被意外出現的事物叫停，這就叫做新奇的刺激。假如某人喜歡玩笑話，即便他在盛怒時，突如其來的一句玩笑話，或許可以緩和情緒。很少人喜歡拿自己開玩笑，所以玩笑話別冒犯他人。

191

唱首喜歡的歌、假裝心臟病倒地、問怪問題（「你有聽過國歌的 Kuso

版嗎」）、放個屁、翩翩起舞、莫名其妙的突然大笑、不經意評論某人的穿著、髮型或鞋子（「我的天，他穿的是什麼？回到了 1967 年嗎？」）、突然激動落淚、連續開關電燈、在沙發上蹦蹦跳跳、假裝驅趕不存在的蚊子、在室內跑來跑去、哼首歌、痛苦呻吟、在傾盆大雨中禱告祈雨、打電話叫外賣、泡杯熱茶……，都是新奇刺激的例子——越離奇越好。

要點是，要夠新鮮，不要落入老套，否則會失去驚奇的效果，只令人枯燥乏味。就像漫長的快樂婚姻要避免失去新鮮感，要不斷地想出讓人驚喜的花招。若非如此，有可能真的會引起心臟病發作。

6.認真對待

主動傾聽需要練習，也需要有時間讓它發酵。不傾聽的後果很嚴重。

要是支持者電話不斷、忙東忙西，就沒有時間關懷服務對象。即時的關懷與回應，主動的傾聽，了解他想要什麼，而不是他說了什麼；弄明白他的「心情」就可以避免許多危機。

7.分享

跟他分享你的感受，例如，只要「太可怕了，你能幫我嗎？」這麼一句話，也許就可以緩和情緒。直白地問「上一次我們怎麼解決這個問題？」可以激發他幫忙解決問題。

192

一般人多半以為，危機時支持者的角色就形同父母，但是好的父母不會落入主導權的爭戰當中，他們會四兩撥千斤。引導對方自制，效果遠優於脅迫。試試看，坦誠地與對方分享你的關切和期望。

8.你不必孤身奮戰

相互依賴比孤身奮戰更能激勵人心。危機時，請別人協助化解快要失控的情境合情合理，只要放下老臉，就會化險為夷，這樣一點也不丟臉。

當事人反而會感激你化解危機。

　　多年前，印度村民想要捕捉猴子，就在樹上綁著裝滿水果的籃子。猴子出現時，伸出一隻手來拿水果，然而洞的大小只夠他把手伸進去，卻無法伸出抓著水果的手。聰明的猴子看到有人來了，就會鬆手放掉水果，可是還是有那些不肯鬆手的猴子，被籃子的洞緊緊困住，以致被農人抓走。面對危機時，如果我們不肯求助，就跟不肯鬆手的猴子沒有兩樣——學習放手吧！

9.分心

　　我最喜歡的分心法，就是在當事人還在發作時，就問他：「等到這事結束了，要不要一起去吃點東西？」

　　雖然沒有可靠的數據，但是我的印象是，這個方法還挺有效的，特別當他渴望出去吃飯，即使穿鞋子時可能還在咆哮，可是至少已經往對的方向前進了。

　　有一次我看到一個奇景。一個孩子很生氣的對支持者大吼大叫，是因為不爽去哪裡買冰淇淋，支持者不理會被吼叫這件事，只專注於帶他出去轉換情境，然後成功買到冰淇淋。（支持者何必在乎孩子是否有禮貌，太在乎的話，搞不好只會讓場面更糟糕而已。）

10.找到和諧的關鍵

　　在成長過程中，我的孩子喜歡一本書，裡頭隱藏了行為輔導員應該知道的秘密。Kes Gray 和 Nick Sharratt（2009）合寫的一本題為《黛西：吃你的豆子》（*Daisy: Eat Your Peas*）的書，主角是：孩子、媽媽、某種蔬菜。（或許你可以猜出這本書要說什麼。）媽媽要孩子吃豆子，然而孩子討厭豆子。媽媽很堅持，因為豆子是綠色的，而任何綠色都是好東西。身為一個聰明的機器人，媽媽用一種複雜的賄絡術鼓勵女兒吃豆子——如果

193

孩子吃了豆子，媽媽繼續就沒完沒了的給她吃。母女的對話很有趣，在充滿荒謬趣味的引導下，孩子指出只要他們把蔬菜丟了，去吃冰淇淋，就可以化解衝突。在危機時，應該盡力找到共識，而不是分歧。

11.徵詢、坦承

對一些人來說，只要他們願意讓你來協助，也就是說句「我能幫你忙嗎？」（或「我可以做些什麼來幫助你？」）就足以化解危機。

12.角色互換、分享責任

危機時，我們可以分散解決問題的責任，跟當事人分攤。在走向悲慘結局的一連串不幸事件當中，期望這樣做可以滅火。

現在就以小毛的故事做例子。他教導我很多事。小毛很固著，例如上班時喜歡固定的路線，一但碰到紅燈或其他攔阻時，他就大吼、用手拍打、用力扭動方向盤，絲毫無視於司機在開車。

小毛期望別人把自己當成人看（他其實二十幾歲了，所以長大對他來講意義重大），所以我們就互換了角色。只要被耽擱了，支持者就假裝很挫折，做出抱怨：「老天，真討厭。哎呀，我生氣了。快點吧！」這時小毛反而扮演起成人的角色，想安撫支持者：「冷靜點，現在有什麼辦法呢？反正等一下就可以走了。要開收音機給你聽嗎？深呼吸——」現在，小毛倒變成了支持者，把我們過去對他所做的都應用在我們身上。

對於這個既聰明又賦能的策略，我們滿意極了，直到有一天，小毛和支持者嚴重塞車，然後看見一架救護用直升機降落在一英里前的公路上。支持者知道這個是表演的絕佳時候，他就罵髒話、敲打方向盤、責怪別人造成車禍。小毛驚駭地看著支持者，拍拍她的背，然後輕柔地說：「你怎能這樣做呢？你這樣可能讓人受傷喔！」支持者向他道歉：「對不起，我同意你這說法。」小毛回答說：「你是應該道歉的。」

13.PRN 必要時

　　PRN 是拉丁文 *pro re nata* 的縮寫，意思是「必要時」。也就是說，在應付挑戰行為方面，很多是來自古人的想法。例如，用藥可使人平靜，但是人若平靜到足以服藥，他就平靜到足以談談或自我安定。PRN 的用藥策略，跟所有其他策略一樣，都要有清楚的計畫，以備不時之需。既然有詳細的規劃，就知道要怎麼去應用了。

　　重要的是，任何減藥（精神科藥物）的計畫，都必須和不同的利害相關者討論，並且堅定地去執行任何銜接（從用藥到其他方法）的方案。 195

14.利用長處，避開短處

　　小毛亡羊補牢的要點是避重就輕。

　　下班時小毛常常累積了怒氣，到家時怒氣還在。前事常常是誤解別人的話，也就是沒有充分的時間來理解聽到的話，連看到別人得到關心，也讓他不高興。這時，小毛會咬自己的手，甚至攻擊別人，用腳踢花園的樹或罵髒話來排解他的挫折。花園的樹比較能忍挨打，沒有像小毛的手那樣瘀青。

　　當他咬手或打人時，旁人就說「你很生氣，那就去踢一下好了」，這時他就跟著支持者衝到花園，踢壞一株杜鵑花樹總比傷人好。支持者和他一起咒罵，可以促進和睦、學習詞彙、緩和情緒、嘲笑髒話、覺得改變了世界、和宣洩怒氣，並且也改善了挑戰行為。

15.鬆手

　　記住，情緒高漲的人唯一的方向就是冷卻；時間是你最好的朋友。你如果不在場的話，當事人或許冷靜得更快。「任由他去」策略的好處，往往被低估了。

我們如果在場的話，我們的職責就是迅速地降溫，不多不少。或許你會想要做得更多，但是什麼都不做，靜靜走開就是最好的策略了。

生命很有趣，度過危機更是如此。這表示經常在危機當中的人，缺少了其他更有趣的事去做。挑戰行為是人生大圖像當中的一個小部分，這點我們不應該忘掉。挑戰行為所造成的危機，總是會過去的。如果這樣的危機成了家常便飯，意味著這個人的支持系統出了極大的問題（Pitonyak, 2007）。

16.施給

假如我們知道他喜歡什麼（填充玩具、喜歡的歌、喜歡的飲料、喜歡的點心），一言不發地給他這個食物，通常就足以中止挑戰行為。這樣做的好處是，下次這個人發作時，他可能會心存盼望看著你。你甚至可以問他：「要不要給你……？」確實當事人可能會同意跟你離開衝突現場，去到一個安全的場所來拿那個東西。這就是關係和諧的徵兆。

17.噓——

有時應該說話、示範或引導，有時應該把嘴閉起來。他把你的「忠告」當成「嘮叨」嗎？試試看保持沉默，試試看非口語的溝通方法。提醒發作中的孩子說他們的行為不可接受，有可能使狀況升級，甚至拖長。想要控制局面是人之常情，但是讓本能接管一切，不能達到控制的效果。在危機時，有時無聲勝有聲。很多自閉症孩子的家長很懂得這一套，他們早就學到了非口語的溝通勝過口語的溝通。

18.聽話

有些人在發作時，對於別人告訴他的話很有反應，能夠讓他轉移到喜歡的活動、喜歡的地方、關係很好的人那裡，都非常有幫助。有時候，小

毛喜歡聽到「小毛，請你坐下」，就看是誰說這句話的。對於他喜歡的
人，他就很聽話。

19.互斥

　　梳頭髮的同時，想要拔掉一根白頭髮，是很難的。形態上互斥的兩個
行為，指的就是無法同時兼顧的兩個行為。例如，你沒辦法一邊深呼吸，
一邊大吼大叫。你沒辦法一邊笑，一邊吐口水；你沒辦法說好，同時說
不。

　　有一個人，焦慮時會用指甲摳手背，我們的策略是讓她一手拿愛喝的
飲料，另一手拿著喜歡的玩偶，同時跟她親切的互動，減輕她的焦慮。這
時，她就沒辦法摳她的手。我們沒有教她任何事，只給她喜愛的事物。

20.察覺肢體的溝通

　　怎麼站、怎麼動、表情如何，常常勝過怎麼說和怎麼做。在危機時，
我們的身體語言比我們所知道的說得更多，因此，我們需要認清，姿態和
身體的傾向都可能讓危機升高或降溫。兩臂交叉讓人覺得冷漠而不可親
近。兩手放在屁股站著，就好像在惡海中航行的水手。在猛烈的暴風雨
中，有人喜歡看到能夠掌控局面的船長，就像上面那位水手一樣。然而，
有些人看到那個姿勢，就想起危險的風暴。

　　不要指手畫腳，不要慌張。如果你覺得緊張，先放鬆，鬆開你的拳
頭，讓肩頸鬆弛，這時你的身體會慢慢引導你的情緒，慢慢就不緊張了。

21.專注在平靜上

　　平常練習放鬆、安靜、專注，遇到危機時就可以派上用場。熟能生巧，
懂得安定下來、換位思考的人，會營造出安定感，讓四周的人感受到。

　　專注術雖然古老，現在又重新流行了。在專注練習時，我們沒有試著

控制情緒和思想，我們單單只是去關注它。思想和感覺來來去去，恐懼、盼望、怒氣都會消失。我們可以選擇回應或不理會。察覺它在那裡，不企圖阻擋它，它會失去擺布我們的力量。

我們可以脫離那些感受。知道一方面那些感覺會影響我們，另一方面它們終究會過去。把注意力放在呼吸，甚至是腳踝上，會很有幫助（Singh et al., 2007）。實際上，專注練習隨時隨地可做，最好有人幫助你。專注是一個人人需要的技能，包括大人、小孩、服務使用者、服務提供者。這項能力對於知道什麼叫做壓力的父母特別有用。

22.逐步放鬆法

不生氣或未發作時，法蘭尼會練習逐步放鬆法，在他生氣時可派上用場。逐步放鬆法可讓不同肌肉群放鬆，也可覺察放鬆的感覺。這些技巧有一套循序漸進的教學步驟，可參考 Payne（2000）。法蘭尼學會覺察肌肉緊張和放鬆的差別，這個覺察力有助於他警覺到自己的緊張程度，以便即時放鬆。緊鬆感受的學習不見得適用每個人，高血壓、心臟病、幻覺患者身上要小心。

扼要地說，好的馬賽克圖像從來不會只依賴亡羊補牢策略帶來改變，因為它的本意就不是用來迴避或取代挑戰行為。亡羊補牢策略只是用來維護安全，解除危機。亡羊補牢策略是兩面刃，即可修復，也可破壞人際關係。

199

要點

1. 別只倚靠亡羊補牢策略。
2. 這裡提到的策略本意不是要教導任何人，它只用來解除危機。
3. 這些策略可以讓挑戰行為得到暫時的降溫，然而可怕的是，過度依賴這些策略會讓我們暫時失明，忘了重要的是教導替代行為。

五、滋養你的人性：雷的故事

　　我在醫院服務一位男士，因為自傷的緣故，他的手常被副木束縛著。副木用帆布裁切為長方形，用長金屬條固定住，藉著魔鬼氈，綁著手臂。副木是用來防止雷彎曲他的手臂，打自己的頭。問題是，這樣他就沒有辦法如廁，因此他就必須穿上紙尿褲；也讓他沒辦法自己吃喝，只能由支持者餵他吃喝。他頭上也戴著安全帽，防範他自我傷害。白天大多的時間，他都戴著副木和安全帽。他什麼也沒做，只是坐著，像植物人。

　　和支持者討論後發現，這位男士有時候被脫個精光，站在醫院的廣場，他們用水管沖他冷水，阻止他自傷。這樣的處置做十年了，但他的自傷情況一點都沒改善。他對人類毫無信任感，臉上總是充滿了瘀青。過度依賴亡羊補牢策略，結果是一件事會帶出另一件更糟糕的事，因為這些策略並不提供長遠的解答，所以人們會使用更多的懲罰方法。

200

　　從討論中得知，只要雷忙著什麼事，他就不會自傷。而現在我們也清楚，支持者沒時間讓他做些什麼事。他們說，除了副木之外，他們無計可施。戴上副木之後，他就不會自傷，而支持者就可以做自己的事了[1]。

　　關於雷的自傷以及他的生活，我們有以下發現：

　　1. 他可以每分鐘打頭 72 次以上（從文件和觀察中得知）。

---

1 對的，你是對的。就像房子裡的大象，難道他們的事不就是支持雷嗎？

2. 雷自傷前會哭叫，而哭叫的原因是無事可做：他有 90%以上的時間被晾在那裡。

3. 雷受傷造成鼻竇部位疼痛。

4. 他喜歡喝茶、喝軟性飲料，他喜歡食物，討厭走路。而他的行為方案有這些內容：限時喝茶、限量餐食、兩天一次的散步（當支持者有空時）。

5. 他很小就住進機構了。

6. 支持者也機構化了。

我們調查的時候，發現當他想自傷時，甚至支持者還沒有把副木套上時，他就先找到安全帽和副木，然後自己套上去。

晚上副木常常需要清洗，因此要先把金屬扣環拿下來，所以有時候會弄丟了某個扣環。多年來大家已經學到，帶上副木他就不會自傷了。

同樣的道理，在路口看到紅燈我們就停下來，雖然我們是可以闖過去的。有了副木，雷就不會打自己的臉，即使當扣環掉了沒有綁緊時。他大可以摳他的耳朵、拉自己的頭髮、捏鼻子，但是只要戴著副木，他就不會有任何自傷的行為。

這個受傷的好男人，解脫之道就是離開醫院，給他一個當事人本位的服務方案，住在擁有自己的房間、自己的作息、自己的名字的住所。教導他用其他方式滿足他的需要，他所需要的支持者是願意承擔長期的解決方案，而不是短期的功效。我們面對的是生活品質的議題，要用個人本位的觀點，思考服務方案和評估的內容。

有時候雷並沒有尋求（掉了扣環的）副木，但是只要他覺得有需要，他知道哪裡可以找得到副木和安全帽。我們逐漸不用副木和安全帽，幾週後，副木裡頭放了吸汗帶，而安全帽換成了棒球帽。在多數日子裡，他並不需要靠著這些記號來提醒不要自傷，雖然有些時候他還是需要這些東西，而我們都覺得這沒問題。在新家他非常忙碌，有很多活動，也麻煩到

201

不少人參與他的生活。

　　雷的新家有一群支持者，支持方案說明了：為什麼雷需要知道吸汗帶和棒球帽在哪裡，為什麼主動有意義的生活可以防止雷自傷。支持方案的內容包括：

　　1. 必須團隊工作，以便分享想法，從失誤中學習。

　　2. 協力工作，從實際狀況當中去認識雷，並發展出支持方案。

　　3. 協力工作，分擔支持雷的需求，談論工作的甘苦。

　　4. 不管身在何處，都提供 24/7 的電話支持。

　　5. 學習專注，保持平靜正向心。

　　6. 組成同事網絡，隨時可以備位支援。

202

　　Pitonyak 提醒我們，人性重要的一環就是理解他人，本書一直鼓勵讀者要真的去理解服務對象——無論是好是壞、是健康是生病。深入理解某個人意味著知道表面上重要的事（例如，醫生應該知道病人的身高、體重、血壓、病歷、生活型態），還有對方所重視的事：他的自我認同、他的喜好、他所厭惡的、他的故事。

　　Pitonyak 說，我們總希望某個人非常了解我們的故事，因為這樣我們才對彼此產生歸屬感。他注意到，有關心智障礙者的生命史，已經有長篇累牘千言萬語的敘寫了，但是他們的故事卻很少見。我若要敘說我四個孩子，我會拿出他們的相片，分享他們的故事、眼淚和歡笑，而不是拿出他們的病歷來解說。他們不必因為很乖才值得被愛。

　　他們不必因為有才幹、有天份，才成為我心目中的英雄，我們都擁有對方的故事——甚至包括做的惡夢。我們互相分享故事，當我們分享時，我們也傳達了對對方的疼惜。數據很重要，人的故事也很重要。Pitonyak（2007）寫道，對心智障礙者（含自閉症者），有太多論文，卻太少的故事了。

要點

1. 在描寫當事人所重視的事項時，故事和數據是互補的來源。

2. 以當事人為本位的方法應用行為科學，可以改善人們的生活。

3. 行為科學有助於當事人朝向所期望的目標去改變。

第九章

人們教會我什麼

　　心智障礙者服務園地裡，充滿了過時的言語；新的作法依舊留有古老主張的遺風。例如，我們仍然聽到「行為管理」，而非「行為支持」；我們聽到「約束」，而非教導；我們聽到懲罰與病態，而非默契與溝通。讓我不禁懷疑，機構和特教學校用於「身體約束訓練」的時間，勝過教導如何溝通。

　　就像汽車保險桿上的貼紙，新術語讓人產生現代感和對個人尊重的錯覺。然而這些術語很快就被污染、被降格，其實它們骨子裡食古不化，就像穿新衣的老頭子一樣。機構也許不說「身體約束」，但說「兩人護送」；不說「責罵」，但說給某人行為「諮商」（這應該稱為嘮叨，用來提醒你，他的行為有多惡劣、有多壞、讓人失望，或許它應該叫做諮商，更確切地說，是在傷口上灑鹽）。機構也許很少說「隔離」，但卻說「讓他在安靜的角落冷靜一下」。「挑戰行為」等同於過去所說的「問題行為」，也就是「異常行為」；背後的含意是：當事人和他的障礙是行為的元凶。

　　50 年來，心智障礙者的支持工作有了長足的進步，但是很多服務據點仍舊充滿著新修辭包裝下的舊偏見。社會敘事也都充斥著服務者的觀點，而缺乏服務對象的聲音。

　　你的電話響起來了。

　　「行為團隊──有什麼可以效勞的嗎？」

　　「最好是。我這裡有一個人，問題很嚴重。他很燒錢，也讓人頭痛。你能解決問題嗎？」

「沒問題！」

「真的嗎？太好了！」

「有兩個問題。」

「說吧。」

「你是否有個詳細的當事人本位計畫，是照著他的生活重心所設計的？這個計畫是否針對他的需要和想要、執行步驟、溝通策略、他所喜歡的互動型態？你們是否承諾給他有趣的生活，而且有很好的溝通跟默契？」

「有啊！（沉默了一下）坦白說，沒有。」

「好吧，可以告訴我為什麼沒有？」

「其實……」

「既然你沒有遵循最佳實務法，這樣你還敢收錢說要服務他？」

我們的工作要求：有紮實的技術、用臨床有效方法、注重實證基礎、具有社會效度。意思是，必須以改善生活品質為目的，而方法則要契合生活環境。我們的建議重視個人的尊嚴和讓他有選擇；我們的介入應該設法保障他的未來。一個試金石是，任何不想用在我所愛的人身上的作法，都不應該用在任何人身上。不適用於家庭關係複雜者的方法，一定也不適用於孑然一身的服務對象。

這就是熱情，這就是有價值觀的行動。我們不能成為幫凶，為品質不佳的支持工作撐腰。我們需要先知，為大家描繪美好的願景；我們不要把人當成牟利的工具。

最佳實務法的研究者和最有績效的服務者，教導我這些事。儘管對於自己的去處人們常常會改變心意，我們仍舊按照對方想要過的生活提供服務。人們教導我認識，有了好的支持系統，就可以消除掉怪異的溝通。搞懂對他來說，怎樣才算是理想的一日生活，我們就知道怎麼支持他。反之，如果我們不考慮他的福祉而亂搞，那麼我們究竟在忙些什麼？人們教

導我，一旦行為傷害了生活品質，損及他的福利、健康、快樂，讓他生活不美好了，那麼我們就應該正視這些事情。我們應該了解挑戰行為的效果，重新布置環境來降低挑戰行為的前事，教導他替代行為和溝通方法，以便達成相同的目的。

　　心智障礙者的智慧給我很大的啟示。通常你要做的只是：出現、閉嘴、除掉專家的虛榮感。我們應該避開成為英雄的誘惑，並且努力讓自己成為學習的主人。行為帶有訊息，認真的聽，可以聽得到。就算行為很可怕，它仍有跡可循。

　　和家庭工作的經驗教導我：「知道」正向行為支持不等於「執行」它。不站在工作團隊領導位置的行為督導，是一個做事的人，不是一個空口說白話的人；他就像淹水時候的救生圈，那麼有用。好的支持者即使在不方便的時刻或被需要的時刻就會出現。好的支持者不會差遣助手幫他蒐集資料，他會親自聽取故事，了解全貌。策略僅僅是提供支持所需要的架構，但策略不是工作本身。所謂的工作不是去撰寫各種策略，而是花時間陪伴個人，跟他一起合力工作，這樣才能更好的支持他。

206

　　和機構、學校、專業者一起工作的經驗教導我：不問如何改進的場所對自己的專業太自滿了，自大者沒有朋友。就像 Herb Lovett 所說的，可以給牛穿上草裙，但是牠絕不會跳草裙舞；有些機構的體質不足以提供好的生活品質。最佳實務領導者教導我的是：改變做事的方法，而不是說話的方法（Lovett, 1996）。還有我學到的是：在上游端解決問題，勝過在下游端提供救援，因為在下游淺灘上泡水不過是把身體弄濕了吧！

　　和當事人工作的經驗教導我的是：在行為的理解和應處上，所有人都應有貢獻的這件事往往被忽略了。家長和支薪的支持者也必須得到支持，這一點必須被納入支持工作的計畫當中。然而，人們多半以為，家長不需要睡覺、休息，或有自己的時間。同樣地，當支持者就加在自己身上的期望表達意見時，常讓主管嚇了一跳。畢竟，家長和支持者常只有挨打咎責

的份，下場是支持者被遣散，孩子被迫和家長分離。但真的有必要這樣嗎？最好充分支持家長和支持者，突破困難、化解壓力，取得成功。

在第六章中，我們提到理解人性的重要性。假如家長和支持者沒有照顧好自己或得不到充分的支持時，他們就會覺得疲累、沮喪和認命。認真思考如何支持和鼓舞他們，以防心力耗竭，很有必要。

207

至少我們可以做到讓家長和支持者被聽見、尊重、諮詢。與其責怪他人的策略失敗，不如確保策略真的符合目的、契合環境、不曾令當事人失望過。第五章可以一再重讀，要點是隨時把家長和支持者放在心上。第七章所說的「事前或防範未然策略」（proactive strategies）可以應用在對家長和支持者的支援上。

對實際幹活者可以用這些策略來支持：

1. 能表達害怕、懷疑的心情，能分享想法和建議。

2. 從知情者可以得到有用的忠告、可信的資訊。

3. 參與足以影響當事人的重要決定。

4. 付出時間給當事人，彼此分享。

5. 有機會接受訓練、接觸達人、獲得休息、情緒的支持。

6. 出差錯時，知道做什麼、找誰幫忙。

很常見的問題是，我所看到的支持計畫既不宏大，也不聰明。它們只是用不同的話術重述之前行不通的事。這些計畫只看眼前，只要當事人安全了，就可以不管他的未來了。很少計畫提到挑戰行為究竟在表達什麼、它的含意是什麼、它為什麼發生。太多計畫的目標只是叫支持者和家人乖乖聽話罷了。挑戰行為者大多生活貧乏，每當新手出現時，家人大多已經厭倦打同樣的仗了。

Bruno Schulz（1892-1942）是波蘭籍猶太人，我非常崇拜他的作品。他的生命終結在街上，凶手是一個沒有感情的人，八成不知道他的名字，更別提Schulz的藝術、教導、寫作的天份了。有時候我會猜想，要不是他

從麵包店回家的路上遇見了穿制服的機器人，他還會留下什麼珍寶給我們。在《鱷魚街上及其他故事》（*The Street of Crocodiles and Other Stories*，波蘭原著出版於 1937 年）書中，Schulz 寫道：「日子隨著寒冷和無聊顯得越來越堅硬，就好像去年的麵包一樣。你用鈍掉了的刀子去切它們，沒有胃口，只有漠不在乎的懶散」（2008, p. 19）。那些日子一點也不幸福，可是卻是自閉症者或者標記為心智障礙者的日常。

這本小書用閒聊的口吻談論挑戰行為，鼓勵我們所有的人，努力讓這些依賴我們的孩童和成人能夠過上多一些溫暖、少一些無聊的日子。把房間裡的大象移走會給人們空間來呼吸。了解挑戰行為帶來的訊息可以幫助我們知道怎麼去支持當事人。

這本小書請求我們來滋養我們的人性，也更主動的關懷其他的人，不要只是對於挑戰行為的含義冷漠以對。挑戰行為不是哪一個人生命的關鍵成分，它只是一個不安定生命的症狀，是人類同胞受苦的徵兆。

一、讓你的人性充分的被滋養：哈利的故事

機器人有可能掉入邏輯錯誤的悲劇迴圈當中。假如有人的挑戰行為只是為了得到關懷，機器人會停止關懷，因為「我們不應該強化問題行為」。假如有人對某個活動、某個事物、某個人非常執著，機器人也許會判斷：讓他減少接觸這個活動、這個人、這件事才「對他最好」。然而，人會知道，假如我們限制他接觸一樣事物，我們反而讓它更有吸引力，這樣反倒更想要獲得。為了轉移這樣的執著，我們找到其他好玩的事物來吸引他。

209　　　　有一次我與某位專業人士合作處理某個服務對象強迫性的飲食。他是哈利，20 來歲，無口語、有自閉症、弱視、重度智能障礙，吃飯時狼吞虎嚥。有人說，他對食物有強迫症，然而有人認為，那是因為他肚子餓，有可能是藥物的副作用，有人說那是因為他的生活枯燥乏味。那個專業人士的建議是，最好當他吃下一口飯的時候，就把他的食物暫時拿走，好讓他細嚼慢嚥。

　　這樣做，可以讓他慢下來，這位專家這樣說。

　　這可會惹怒他，我回答。

　　吃飯時間忽然變得很有趣。黏答答的麵和雞湯上桌不久，就上演了食物爭奪戰，甜點角力大會。每當那位專家的手伸出來要拿走他的食物時，哈利就狠狠的咬他的手一口，然後衝到院子裡去。我們才發覺，他一邊吃，還可以一邊快跑，衝過支持者，一滴食物也沒掉出來。

　　這個專家出於善意的介入效果適得其反，現在哈利對於食物變得更執著了，他的行為支持法不但過時，他內在的小人類（tiny human）也沒有長大。這個專家說哈利對食物的執著證明了他是自閉症，而專家本人的執著卻不構成自閉症。我們活在一個荒謬的世界，這點許多自閉症者早就了然於心了。

　　人類會轉而說服這位專家採取別的策略，讓哈利拿到食物、仔細品嚐、知道吃飯絕非鍛鍊百米低欄的最佳時刻。後來我們這麼做：

210　　1. 哈利喜歡喝水。沒吃完一口飯，我們就給他一杯水。不用開口說話，只是拿水給他。哈利放下刀叉，喝了一口。我們讓他的速度變慢，只是引進了自然的喝水選項。其他的作法包括：給他調味料、給他其他佐料小菜，都具有相同的效果。

2. 哈利喜歡大多數的人（不包括搶走他食物的人）。我們請不同的人坐在他旁邊，陪他說話，說一些他喜歡的事。有些人不知道他喜歡什麼，一臉茫然，於是我告訴他們，這不是一個很好去了解的機會嗎？

3. 對哈利來說，食物和水還是比人更有吸引力。為了提高自己的吸引力，陪同者露出笑臉，奉上小口的食物。哈利不會說話，但是他知道人的善意，就以笑臉回報，讓人心動。哈利很快就知道誰給他最好的食物，誰的談話最有趣，誰的笑容最燦爛。哈利吃飯的速度慢下來了，很多人開始陪他吃飯，只要不偷走他的食物，他們就會相處愉快。

4. 我們在三餐以外也讓他有點心時間。這時候他只有一點餓，還不到餓壞了的地步。事實證明，吃一點點心比起一頓大餐帶給他更大的喜樂。

5. 我們邀請他來備餐。讓他有機會到廚房學習烹調，結果他在那裡度過了快樂的時光，雖然有時候廚房會感到他的來訪就好像一場旋風一樣。

6. 我們問他是否要在自己的房間裡使用點心。我們這樣做，是為了測試他的反應。結果他很喜歡，特別是生菜的點心。

7. 我們檢視了他的藥物，確定沒有造成飢餓或口渴的副作用。

8. 我們重新調整了哈利和支持者之間的關係。我們讓支持者不要用命令句和充滿指揮的語氣，讓互動更有社交性。為了練習，支持者們有了更多的時間聚集在一起。

9. 我們讓那位專家認識到人情味的重要性，並讓大家的生活好過一點。這樣每當遇見其他的哈利時，他就不會用機器人的方式去思考了。事實證明，機器人會傷害很多人，而小人類卻可以走很長的路。

211

10. 謠傳在專家的退休會上，有一個行為顧問一直偷走他盤子裡的蛋糕，然後問他：「你覺得怎麼樣呢？」這個謠言內有深意。

11. 當我們做完這一切努力時，社區家園來了一個新的經理，她覺得哈利的支持有點過火，也就是太個人化了。於是她把所有的支持措施撤銷，她說這樣做對別人不公平。她不但沒有把所有的支持水準拉高，還降低了標準。結果是讓監管單位皆大歡喜，這些人當初對於哈利的待遇無動於衷。經理的說法是，只要他們收到更多的經費，她願意重新考慮恢復這些支持措施。

12. 我們幫哈利找到一個更好的當事人本位的小型家園，生命太短了，不值得和那些漠視你福利的人為伍。這些人拿錢不依照本份辦事。

哈利給我們兩個教訓：(1)機構的安置不一定等同於住在家裡；(2)掌權的機器人可以瞬間摧毀幾個月辛苦努力的人類工作。

212　哈利居住的地方跟我先前工作的地方很像，都想藉由剝奪選擇和自尊的方法，降低挑戰行為的風險。他們所做的風險評估認為，三小時內必須平靜他才可以出門。真實的情況是，想到要出門，因為興奮，他就沒辦法平靜下來。不讓他出門只有讓他更不平靜。

每週一次的外出活動，讓我們心驚膽跳。所以風險評估的結論雖然不利於哈利，卻對機構爭取更多的經費有利——在應對哈利挑戰行為的藉口下。

真正友善的支持，會鼓勵哈利外出，就在現在，而不是等風平浪靜的明天或後天。友善的支持致力於提升當事人的生活品質，而不是把好的生活品質當成給予友善支持的條件或前提。哈利永遠不夠完美，就像我們所有的人一樣，但是他仍然值得被友善的對待。有太多不完美的支持者，濫權指控別人沒準備好、不安全、不完美。

機器人讓人類無奈地搖頭嘆息，然而好消息是，機器人可以重灌軟體，可以經得起敲打。作為人類，我們只需要向他們展現另類的作法，取

代他們那些預先置入的軟體、那些不管用的想法。

　　我們必須像機器人展現人情味的價值，儘管或許機器人就在我們當中。

要點

1. 聚焦在當事人會做的事，不要因為他不會做而懲罰他。
2. 重點放在現有能力的基礎上，建立新的能力。
3. 不要對低標準感到自滿。

第十章

尾聲：我怎麼看自閉症？

我答應要寫出另外一本書，談論其他的主題，例如，正向支持的領導實務，或不用非人道手段（懲罰）而輕鬆搞定行為暴衝。那本書不只要談對挑戰行為的「想法」，也要談「感覺」。

那本書應該大方地討論自閉症，其實即使本書也有一頭屋裡的大象，就是我也很少使用「自閉症」的字眼。原因是，在我們家，自閉症是很敏感的字眼。加拿大詩人 Alden Nowlan（2004）收到兒子的詩時，有感而發的說，把個人的事寫出來和人分享，就是最有意義的事了；這需要勇氣和權威性。

當然，本書所提到挑戰行為的處理方法，都適用於自閉症，因為這些都是「友善」的方法，也是適用於每個人的方法。就像地心引力，好的行為支持，人人受用，且無關乎信仰。人類族群的光譜雖然多元[1]，卻有著或隱或顯的共性，例如：我們都能學習、感受、分享、歸屬。人們的共性，遠超過人的想像。

只要談到挑戰行為，我總會提到自閉症。然而，不管我談什麼行為，有人總會反駁說：「原則是這樣沒錯，可是自閉症就是不一樣。」回應這樣的問題，我總是猶豫再三，畢竟談自閉症時，大家的出發點互不相同。有時是切身之痛，有時有難言之隱。究竟是要講多一點人的差異性呢，還

---

1 人的差異，從高到矮，很多到很少，都可以用直線上的數字分類，這是線性思考。不過線性思考太簡化了，但光譜更能代表人的差異性，因為光譜上的顏色是連續地遞變。其實，多維度的圖像更能捕捉人的差異，因為避免了用單一的數字來代表人。說某個自閉症者位於光譜的某一個點，會產生「他跟同數字的人沒有兩樣」的誤解。這就是光譜比喻失真的地方。

是要強調人的共性、卻不冒犯到「自閉症很獨特」的主張者？

　　為了避免誤解，我已經學會這樣說：假如行為支持果真是當事人本位，那麼它就必然適用於所有的診斷、分類或特質。在當事人本位的評估和服務工作上，優秀的支持者不僅認識共性，對差異性也很敏感。當事人本位的正向支持看重個人的完整性，而不只看診斷類別。

　　自閉症是個標籤，這群人雖然有些共同的特質，但其實彼此差異很大。自閉症可能不只一種，而是有很多種。自閉症是人類特徵之一，出現在兒童期，而持續一生。它無法治癒——有人甚至懷疑是否應該予以治癒。理由是，它既是人性的一部分，由誰審查？由誰判定？由誰執行？老天才知道為什麼人群中會生出這種特質來。按照定義，自閉症既寬廣深奧，又色彩繽紛，某些人身上有明顯的共性，但在有些人身上這些特徵卻很難察覺到。

　　部分診斷法看重的行為或認知特徵，在男生身上較突出，女生則不易發現：兩性在自閉症評量上頗有差異。有一群人其自閉症特質很難被發現到，不禁讓人懷疑：診斷工具是否跟得上時代？（這使我們體認到，必須找到更多敏銳的方法來理解彼此。）結果是，儘管很多幼兒很早期就被診斷出來了，但是還有很多漏網之魚。一些人長大後才被診斷出來，而有些人一輩子也沒被診斷出來。問題是，每個自閉症者都應該被診斷出來嗎？有了診斷，就該有合身的支持；診斷也該是個人自我認識的根基，也是別人認識他的基礎。而診斷其實來自行為觀察，可是這好比站在餐廳外評價餐點的好壞，不免隔靴搔癢。

　　我寫作的當下在英國，兒童接受自閉症診斷的法定等候期是 13 個月。既然事關孩子和家人的福祉，這麼長的等候期就很糟糕、很無能。而診斷後支持服務的品質，英國各地良莠不齊——就供給、專業和視野而言，既有沃野，也有沙漠。診斷只是這場越野障礙賽的第一道難關，得到資訊和支持則是第二道急流上的跳欄。

215

　　過去，當觀察到特定的行為樣態時，我們就說這是自閉症。而人人都自認為很懂自閉症，其實這是來自電視（如「宅男行不行」）或電影（如「瑪麗和馬克思」）的印象，既膚淺，又狹隘。媒體與真相有距離，最多只能顯出少部分的經驗。老實說，自閉症的行為千變萬化，視智力、年齡、技能及機會而定。對評量者的信心也是影響因素。

　　「自閉症光譜」的一個共性是（缺乏）「同理心」（Delfos, 2005, p. 84），就是容易和別人產生連結的程度。某個「神經部落」[2] 認為自閉症神經部落缺少同理心，而不同的神經部落之間也缺乏相互的理解（Silberman, 2015）。批評者認為自閉症者缺乏同理心、歸納力、想像力。反過來說，一般人也缺乏同理自閉症者的能力——這就叫做「雙重同理心的問題」（Milton, 2012）。

216

　　人們常說，自閉症者還有個特徵，就是一個人的內在能力有好有壞，很不均勻。如果用圖來表示，就是高低落差的折線圖。例如，某個人可能很會論辯但過馬路時會有困難。自閉症者的內在差異可以很懸殊，而一般人就不致於如此懸殊。自閉症者內在能力的落差，很有意義。

　　人們多少都有點社交焦慮症；某人所認為的溫水，他人卻感覺如沸水。整天面對陌生的社交活動，一般人只要安靜獨處就會放鬆，但是很多自閉症者會精疲力竭——因為還在糾纏「究竟發生了什麼事」、「這些事的意義何在」。

　　此外，每個人都有感官偏好，而自閉症者吃過某個（質感）食物後牙齒好像觸電一樣，但這和他的意願無關。你或許很不喜歡某個味道或聲音，但是對自閉症者來說，卻是打從生理層次上的排斥——而這也都只是程度的問題。

2　想像人類由不同的群體組成，每個群體有著相同的思想和經驗，也就是說各個神經部落都有各自共同的經驗。每個人在一生當中可以隸屬很多不同的神經部落。

20 多年來，自閉症的含義很籠統，包括了不同「表現型態」的「光譜」；每種表現型態，就是自閉症的一個特質：溝通、社交互動、行為態樣（包括認知行為、感官作用），合稱「障礙三合會」（triad of impairments）（這讓我們想起神經部落來；人們傾向於把差異當成障礙）。語言無礙的資優者、無口語的重度智障者，都可能有這些特質。

有個問題：假如某個自閉症孩子出現非典型的行為，那麼他還算是自閉症者嗎？一些行為學者主張，教會孩子如何掩飾自閉的行為後，再去評量外顯行為，可能發現他不再有自閉症。然而，自閉症不「只是」外顯行為而已，它更是體驗世界和思維的方式（如 Grandin, 1995; Jackson, 2002）。自閉症是頂大帽子，適用於重度心智障礙者、諾貝爾獎得主，以及中間的每一類人。

我們過去宣稱自閉症光譜包括三類人群，現在我們則不那麼篤定。但有人覺得分做三群對身分識別有用：

· 典型（肯納氏）自閉症。
· 亞斯伯格症。
· 非典型自閉症（有時候和廣泛性發展障礙混淆了）。

每一類型各有獨特的記號——雖然某一類人，和另外一類的自閉症者差異可能很小，特別從支持的角度來看（Wing, 1998）。因此有些人已經不再分群，全套入自閉症的診斷裡。這表示聽到自閉症時，他們都是極為不同的個人，各有特殊的型態。如同一般人，自閉症者各不相同，卻又有著共性。（專家們不斷地修改自閉症的定義，但是被定義者卻不為所動，照樣過著原有的生活。）

Vermeulen（2001）為我們預備了表 10.1，是簡便的指南，用來分辨一般人與自閉症者在才能上的差異；然而，不是每一個自閉症者或一般人都會顯現出表上的特質。

Vermeulen 很早就認識到，凡事都有例外。這就是為什麼談自閉症時

表 10.1　才能（引自 Vermeulen, 2001, p.132）

自閉症者和非自閉症者的才能	
自閉症者	非自閉症者
理解訊息的表面意義	從脈絡去理解訊息的深意
分析式（片段）的思維	整合式的思維
著重細節（見樹不見林）	看重整體（見林不見樹）
具體的事物（不喜歡曖昧不清）	抽象籠統的事物（不善於適時的記憶、對問題的表面解讀）
守規矩	見機行事（規則是用來參考的）
看人的表面（不懂別人的心）	讀心術（有心機）
寫實主義（有就說有）	超現實主義（看花不是花）
完美主義（非黑即白）	圓滑有彈性（好壞不絕對）
絕對是	可能是
精算	概算

我很小心，越老越不確定所知者是否正確。

　　小時候我們有九大行星（現在可憐的冥王星已被逐出行星俱樂部了，連天體都會被排斥，渺小的我還有什麼機會呢？），還有，在那美好的古早年代裡，三種恐龍（有著小小爪子的飢餓龍、背上有酷酷風帆的吃素龍、用超人尾巴甩掉原始人的巨龍）就讓我滿意的不得了，可我們現在有成千上萬的恐龍（那時原始人還沒出現在地球的舞台呢）。

　　這就是為什麼人們還在做研究，幫助我們用證據說故事。不斷有新發現，卻還得記住老功課，這樣就免不了有許多的騷動、口角。

　　想要找到簡潔優雅的方法來解釋自閉症的原因，我們還有幾步之遙。也許就如 Uta Frith（2003）所主張的，由很多原因組成的因果長鏈條，產生無數多神經上的變化，因而對個人造成或深或淺的影響；不論原因或過程是什麼，也不管自閉症只有一個或有很多種，它帶來的後果都很深遠：

　　我的心讓我覺得人們很難理解，我不得不這麼想：人人都想得到關

愛，這樣的索求很可悲。人們無法不感情用事，無法就事論事，這些都很幼稚。通常我也會對人們缺乏那些能力感到難過……。現在我了解，我不必為他們的無能感到難過，畢竟對我來說困擾的情況，他們反而從中獲益不少。他們覺得產生連結是好事，而且人們真的是喜歡關心他人。也許人們還會刻意捲入衝突當中，然後抱怨這件事，對他們來說這只是日常的一部分。人們常常說出違心的話，明明心裡歡喜，嘴巴卻不斷發出怨言。（Gerland, 1997, pp. 245-246）

當我論及自閉症時，我的想法是：這些隻字片語只是整幅畫中的一小片畫素。我的畫素來自記憶、經驗、實務、研究，我的畫素也不斷的更新。在我討論自閉症時，我也會警醒注意：我所聽到有關自閉症的每個說法都有例外。當一般人告訴我，這個自閉症者如何、那個自閉症者又如何時，我就會想：一般人不也是執著在他們有限的興趣裡頭嗎，以致一直說自閉症者心智的弱點在於同理心與溝通力，這時他們忘了自己在心智理論上也有缺陷。

又或許我剛剛也忘了同理心。

220

一、心智理論：雙向道嗎？

我們說這人能同理別人——當他揣摩出對方的想法和感受，並據以做出適當的情緒反應時[3]。不能從俗表現出同理心的人，則被視為冷漠。要有「讀心」的能力才能同理別人，這叫做「心智理論」能力。這是自閉症研究的核心——因為自閉症者不明白別人的想法和感受和自己不同（Frith, 2003）。簡單地說，擁有成熟的心智理論，表示我知道他人的思想感受不

3　這裡有個問題，誰來定義情境的合適性。假如我們沒按照別人的期望回應，他會不會認為「他累了，所以有些冷淡」，或認為我「有病」、「怪怪的」，然後就不回我的email了。這就是為什麼對情緒失控的人，我常常說「天啊，真糟糕——」。有同理心，如同利他心，其實對自己有利。然而，我們常指責自閉症者，因為表面上他表現出「跟我有什麼關係」和「你是誰」的冷漠態度。這值得深思。

同於我，而他也許不知道也無法感受出我的思想和感受。這有個結果，就是一般人[4]會輕易地說謊——這既是演化上的恩惠，也是道德的問題。有些證據指出：自閉症兒童較晚得到或學到心智理論。腦部顯影顯示，自閉症者在心智理論作業上，有些腦部區域較不活躍。這種心智理論能力的「欠缺」，有時被認為是「心盲」（不過我們都知道連視覺能力也有等級之分）。

很多一般兒童心智理論的能力很成熟——所以他們很早就能夠「不假思索」地了解別人的想法跟情緒，可以毫無困難地參加社會互動。反過來說，自閉症兒童必須努力搞懂社交規則，在複雜的社交場合中，沒法直覺地讀別人的心是一大挑戰。（下面的狀況可以讓你明白，自閉症兒童有時會不顧他人的感受有話直說，而一般孩子卻可能會謊稱阿公沒有菸味[5]，雖然他的確從後院抽完菸後才走進屋子來。）

有證據指出，自閉症者和一般人在社交場合的反應有差異，自閉症者有「讀心」的困難，Sheppard 等人質疑這個看法。作者從反面檢驗了這個觀點，問題是：一般人可否讀懂自閉症者的心？答案是：不怎麼行。他們發現，自閉症者和一般人相同，都有豐富的表情，但是一般人要了解自閉症者想什麼，也有困難。作者認為，自閉症者面對雙重不利——自閉症者理解他人的想法固然有困難，而他人同樣也有理解自己的困難（Sheppard et al., 2016）。看來「讀心術」在誰身上失靈，並不挑人。

所以，在討論自閉症時，我的想法是：「這又如何？」畢竟所謂順暢的社交互動可能不如我們所想像的，而所謂的「不假思索」這樣的形容詞，其實只是「學而後忘」的另一種說法。所謂順暢的社交互動，包含了一點表演、一些假設、一部分「我們表面的樣子比真實的樣子更重要」的

221

4　其實就是沒有自閉症的一般人。
5　事實上，很糟糕。我的意思是太讓人討厭了，但是對阿公來說一點也不討厭。他聞到的是櫻桃木的香味。

認知。自閉症者也許使用更多邏輯推理來和別人相處。

Frith 舉個很生動的例子，來說明不怎麼成熟的心智理論會有什麼後果：

約瑟從盒子中摸出一個小飾物，放進杯裡，然後讓孩子看到杯裡的內容物，同時確定坐在桌子遠端的我無法看見裡面有什麼。為了確認孩子的理解力，他問道：「你看得見杯子裡有什麼嗎？」又問：「悠妲（作者）看得見杯子裡有什麼嗎？」關鍵的問題是：「你知道杯子裡的東西嗎？」「悠妲知道嗎？」讓人驚訝的是，參與測試的自閉症孩童有一半的人會說：「對呀，悠妲知道〔杯子裡的東西〕」但實際上我沒看見，也不可能知道裡面有什麼。若是一般孩子，在他們這個年紀，都可以做出正確的回答了。（Frith, 2003, p. 213）

不過，請記住，也有「半數」自閉症兒童通過這個簡單的測驗。在自閉症兒童身上，演繹推理法比起一般孩子持續得更久，自閉症者要過了很久才會發現別人與我們的想法、感受不同，到時候他們才會有比較好的社交理解力。一旦社交場合變得複雜，心智運作（對社交情境的理解）就變得更加緩慢了。對自閉症者而言，一般人的心不容易讀懂，有時候根本不值得花力氣去了解，還是用既有的觀念去應付比較簡單。

心智理論（讀心術）與其說是一種解釋，不如說是問題的一種描述。社交情境很複雜，無法簡化為「用直覺法（不假思索）或演繹法得知別人的想法感受」。有些人看得更深，他們不喜歡用心智理論來解釋自閉症，不過這個解釋可以化解「自閉症者冷漠無情」的誤解。根據我多年的經驗，我的想法是心智理論算不上是自閉症最獨特的標記。新聞報導就是很好的見證了。

〔我在前面說過很多次了，人類的互動是個雙向的溝通管道。有些溝通場合對雙方都有利，例如，將某個行為問題視為溝通的信號，但並非所有的互動都是如此。一般人很有本事不說實話，也常會為了利益去操弄別

人。一般人很少指控自己見利忘義，他們只會苛責別人。當看見受苦或需要幫助的人時，一般人很擅長「道德切割」（關掉自己的讀心術：假裝不懂他人的心意）。諷刺的是，看似正常的人（他們擁有把別人標記為不正常的權力），通常是我們星球所有神經部落當中最冷酷無情的人。〕

　　假使硬要把讀心術當成自閉症者的核心議題，你可以想像它對溝通和社交互動有什麼潛在的影響：自閉症者看起來不關心別人的福祉、不願意跟別人溝通，但實際上這只是因為在他的解釋當中，別人說的話既無趣、又無關痛癢。然而，讀心術上的缺陷，不是自閉症者或其他身心障礙者的專利（例如：思覺失調患者也難以通過心智理論測試），只是不同的人有著不同程度的缺陷。所有人內在的能力，都有高有低，在理解別人時也或多或少有困難；我們都有瑕疵，沒有人可以對著鏡子看，然後說：自己很完美。

　　一般人使用被稱為語言的符碼來溝通，然而語言沒有邏輯性，卻又被認為是不可或缺的工具。實際的情況是，一般人常常心口不一，但是他們仍然可以存活下來，因為他們不只「聽其言」，也「觀其行」。這個時候，自閉症者常常只有獨自感到迷惑不解的份兒了（Wheelwright, 2007）。

　　自閉症兒童會用字面上的意思來聽話，而一般兒童知道某些話語真正的含義，例如「給我你的手」（give me your hand）（幫我忙）、「讓我們對新娘烤吐司」（let us toast the bride）（讓我們向新娘敬酒）；自閉症兒童會按照字面的意思來解讀，而一般兒童就了解背後的含義了。

　　當我談論自閉症時，我的想法是，我正在談論一個個活生生的人，不管他屬於哪個神經部落，總有互相理解和正確翻譯的挑戰。不理解對方是雙方共同的問題；自閉症者眼裡所看見的世界我們一無所知（Happé, 2001, p. 9）。Vermeulen 寫道：

　　　我們抗拒改變對自閉症的想法，有時候超過自閉症者的固執。有一個
　　　自閉症的年輕人用兩條公式總結了這個觀點：（1）自閉症者可能取

223

得駕照，而且（2）自閉症者有幽默感：「1989 年 5 月我開了 1,200
英里的車程，去出席第十屆 TEACCH 大會，會中的訊息是：自閉症
者沒有駕駛能力……」（Vermeulen, 2001, pp. 24-25）

Gerland 舉出另外一個例子，說明一般人的讀心術也不怎麼樣：

224

如果那看起來像是反叛，那它一定就是反叛。他們衡量我的方法就是
按照衡量自己的方法去做。他們假定我跟他們一樣，而且如果我跟他
們不一樣，那麼我最好變得跟他們一樣。（Gerland, 1997, p. 13）

彼此誤解不是只有某個神經部落的專利，一般人很可靠，所以他們的
觀點就應該被認為是普世的觀點嗎？一般人把標記自閉症為障礙，你認為
對嗎？一般人是否也是發展遲緩，所以他們一直不了解「神經多樣化」的
好處呢？這些都是我在討論自閉症的時候所想到的：你和自閉症者工作，
為什麼你沒有從他們身上學到任何東西？為什麼跟不同的人相處的經驗沒
有讓你改變呢？

身分認同是自我表達以及存在感的表現工具。有了身分認同就可以定
義（或限制）人群的特徵，進而合理化排他性。自我形塑出來的身分認同
有助於解放和融合。

這些是我在討論自閉症時所想的。人們之間有著重大的差異，是因為
我們怎麼認識這個世界，每個人各有不同，而接觸和思考這個世界都要透
過精巧的腦神經，也就是說，大腦讓我們得以和物理世界、感官世界、人
文（指想法、概念、教條、經驗等）世界產生連結。大腦調整了，我們的
生活經驗也會跟著調整。這意味著，不同的腦袋瓜確實會產生出實質上的
差異來。

我們沒有人知道完全的真相，沒有人有權比較彼此的差異後，說其中
一人正常而另一個不正常。為什麼？因為如果這麼做，就好像在晚上我的
孩子站在花園彼此爭吵誰捕捉到的雪花最漂亮。

他們明白每一片雪花都很漂亮，而且他們也知道重點何在。爭吵哪個

雪花最美讓他們分心，以致無法靜下來體會活著有多美好，也無法好好欣賞夜裡花園落雪的美景。

我們都知道雪是化學的產物，非常奇妙。在夜空中飄落下雪花那種氣味、觸感、視覺都很奇妙，他們在腦中激發的意念，在花園地上鋪蓋出來的美景，更是奇妙無比。我的孩子全都知道這件事，不管他們是誰，不管他們的天資高低如何。

225

二、替代的或競爭的行為

表 10.2 可能的替代行為

找出功能等值的替代行為			
行為	功能	替代 1	替代 2
吼叫	獲得注意	舉手	按鈕出聲或閃光
吼叫	逃避指令	請求休息	搖頭
打人	獲得玩具	要求玩具	自己拿玩具
咬人	咬人很舒服	咬有同樣質感的東西	冰塊或食物
摳抓自己的手	傷害自己才覺得活著	手腕繫上彈力繃帶	用手拿冰塊越久越好
坐在路中間	逃避購物；想要喝飲料	請求一杯飲料	坐在路邊的椅子

記住，替代行為如果要有效，就必須比挑戰行為更快、更容易出手，而且產生一樣好或類似的效果。再者，如果效果必須透過人來傳遞，周圍的人就必須對替代行為立刻予以回應，否則挑戰行為有可能還會持續下去。

參考文獻

Bennis, W.G. and Nanus, B. (1985) *Leaders: The Strategies for Taking Charge.* New York: Harper & Row.

Blaug, R. (2000) 'Blind hierarchism and radical organizational forms.' *New Political Science,* 2, 3, 379-396.

Blunden, R. (1988) 'Safeguarding quality.' In D. Towell (ed.) *An Ordinary Life in Practice: Developing Comprehensive Community-Based Services for People with Learning Disabilities.* London: King's Fund.

Bowler, D. (2007) *Autism Spectrum Disorders: Psychological Theory and Research.* Chichester: Wiley.

Bromley, J., Hare, D.J., Davison, K. and Emerson, E. (2004) 'Mothers supporting children with autistic spectrum disorders: social support, mental health status and satisfaction with service.' *Autism,* 8, 409-423.

Carr, E.G., Dunlap, G., Horner, R.H., Koegel, R.L., et al. (2002) 'Positive Behaviour Support: evolution of an applied science.' *Journal of Positive Behaviour Interventions,* 4, 1, 4-16.

Carr, E.G., Horner, R.H., Turnbull, A.P., Marquis, J.G., et al. (1999) *Positive Behaviour Support for People with Developmental Disabilities: A Research Synthesis.* Washington: AAMR.

Carr, E.G., Levin, L., McConnachie, G., Carlson, J.I., Kemp, D.C. and Smith, C.E. (1994) *Communication-Based Intervention for Problem Behaviour: A User's Guide for Producing Positive Change.* Baltimore: P.H. Brookes.

Clements, J. (2013) *Letters to the Home Front: Positive Thoughts and Ideas for Parents Bringing up Children with Developmental Disabilities, Particularly Those With an Autism Spectrum Disorder.* London: Jessica Kingsley Publishers.

Coupe, J. and Jolliffe, J. (1988) 'An early communication curriculum: implications for practice.' In J. Coupe and J. Goldbart (eds) *Communication Before Speech: Normal Development and Impaired Communication.* London: Croom Helm.

Covey, S.R. (2004) *The Seven Habits of Highly Effective People: Powerful Lessons in Personal Change.* London: Simon & Schuster.

Danforth, S. (2000) 'What can the field of developmental disabilities learn from Michel

Foucault?' *Mental Retardation*, 38, 4, 364-328.

Delfos, M.F. (2005) *A Strange World – Autism, Asperger's Syndrome, and PDD-NOS: A Guide for Parents, Partners, Professional Carers, and People with ASDs*. London: Jessica Kingsley Publishers.

De Pry, R.L., Kamat, K.V. and Stock, R. (2015) 'Supporting individuals with challenging behaviour through systemic change.' In F. Brown, J.L. Anderson and R.L. De Pry (eds) *Individual Positive Behaviour Supports: A Standards-Based Guide to Practices in Schools and Community Settings*. Baltimore: Paul H. Brookes.

Deveau, R. and Leitch, S. (2018) *Person Centred Restraint Reduction: Developing Individual Restrictive Practice Reduction Plans: A Guide for Practice Leaders*. Birmingham: BILD.

Donnellan, A.M., LaVigna, G.W., Negri-Shoultz, N. and Fassbender, L. (1988) *Progress Without Punishment*. New York: Teachers College Press.

Egan, G. and Cowan, M.A. (1979) *People in Systems: A Model for Development in the Human-Services Professions and Education*. Belmont: Wadsworth.

Emerson, E. and Einfeld, S.L. (2011) *Challenging Behaviour*. Cambridge: CUP.

Emerson, E., Hatton, C., Bromley, J. and Caine, A. (1998) *Clinical Psychology and People with Intellectual Disabilities* (first edition). Chichester: Wiley.

Ephraim, G. (1998) 'Exotic communication, conversations, and scripts – or tales of the pained, the unheard and the unloved.' In D. Hewitt (ed.) *Challenging Behaviour: Principles and Practice*. London: David Fulton Publishers.

European Intellectual Disability Research Network (2003) *Intellectual Disability in Europe: Working Papers*. Canterbury: Tizard Centre, University of Kent.

Felce, D., Jones, E. and Lowe, K. (2002) 'Active support: planning daily activities and support for people with severe mental retardation.' In S. Holburn and P. Vietze (eds) *Person Centred Planning: Research, Practice and Future Directions*. Baltimore: Brookes.

Fleisher, L.S., Ballard-Krishnan, S.A. and Benito, N.F. (2015) 'Positive behaviour supports and quality of life.' In F. Brown, J.L. Anderson and R.L. De Pry (eds) *Individual Positive Behaviour Supports: A Standards-Based Guide to Practices in Schools and Community Settings*. Baltimore: Brookes.

Forrester-Jones, R., Cambridge, P., Carpenter, J., Tate, A., et al. (2006) 'The social networks of people with intellectual disability living in the community 12 years after resettlement from long-stay hospitals.' *Journal of Applied Research in Intellectual Disabilities*, 19, 4, 285-295.

Frith, U. (2003) *Autism: Explaining the Enigma* (second edition). Oxford: Blackwell.

Gerland, G. (1997) *A Real Person: Life on the Outside*. London: Souvenir Press.

Gilbert, T.F. (1978) *Human Competence: Engineering Worthy Performance*. New York: McGraw-Hill.

Grandin, T. (1995) *Thinking in Pictures: And Other Reports from My Life with Autism*. New York: Vintage Books.

Gray, K. and Sharratt, H. (2009) *Daisy: Eat Your Peas*. London: Red Fox Picture Books.

Green, S.E. (2007) 'We're tired, not sad: benefits and burdens of mothering a child with a disability.' *Social Science and Medicine*, 64, 150-163.

Halle, J.W. (1994) 'Foreword.' In E.G., Carr, R.H. Horner, A.P. Turnbull, J.G. Marquis, D.M. McLaughlin, M.L. McAtee, C.E. Smith, K.A. Ryan, M.B. Ruef, A. Doolabh and D. Braddock (1999) *Positive Behaviour Support for People with Developmental Disabilities: A Research Synthesis*. Washington: AAMR.

Happé, F. (2001) 'Foreword.' In P. Vermeulen, *Autistic Thinking: This is the Title*. London: Jessica Kingsley Publishers.

Hastings, R.P. and Taunt, H.M. (2002) 'Positive perceptions in families of children with developmental disabilities.' *American Journal on Mental Retardation*, 107, 116-127.

Hieneman, M. and Dunlap, G. (2015) in F. Brown, J.L. Anderson and R.L. De Pry (eds) *Individual Positive Behaviour Supports: A Standards-Based Guide to Practices in Schools and Community Settings*. Baltimore: Brookes.

Hingsburger, D. (1996) *Behaviour Self! Using Behavioural Concepts to Understand and Work with People with Developmental Disabilities*. Toronto: Diverse City Press.

Hingsburger, D. (1998) *Do? Be? Do? What to teach and how to teach people with developmental disabilities*. Toronto: Diverse City Press.

Holburn, S. and Vietze, P.M. (2002) 'A better life for Hal: five years of person centred planning and applied behaviour analysis.' In S. Holburn and P.Vietze (eds) *Person Centred Planning: Research, Practice and Future Directions*. Baltimore: Brookes.

Jackson, L. (2002) *Freaks, Geeks and Asperger's Syndrome: A User Guide to Adolescence*. London: Jessica Kingsley Publishers.

Jan, M and Girvin, J. (2002) 'The communication of neurological bad news to parents.' *Canadian Journal of Neurological Sciences*, 29, 78-82.

Johnston, T.C. (2014) *Behaviour Interventions Without Tears: Keeping FBAs and BIPs Simple*. Champaign: Research Press.

Kincaid, D. (1996) 'Person-centred planning.' In L.K. Koegel, R.L. Koegel and G. Dunlap (eds) *Positive Behavioural Support: Including People with Difficult Behaviour in the Community*. Baltimore: Paul H. Brookes Publishing Co.

Kincaid, D. (2017) PBS Is Not A Battle List of Strategies. Accessed July 2018, at www. youtube.com/watch? v=wAd-UWIqm7c.

Kincaid, D., Chapman, C., Shannon, P., Schall, C. and Harrower, J.K. (2002) 'Families and the Tri-State Consortium for Positive Behaviour Support.' In J.M. Lucyshyn, G. Dunlap and R.W. Albin (eds) *Families and Positive Behaviour Support: Addressing Problem Behaviour in Family Contexts*. Baltimore: Brookes.

Kincaid, D. and Fox, L. (2002) 'Person-centred planning and positive behaviour support.' In S. Holburn and P. Vietze (eds) *Person Centred Planning: Research, Practice and Future Directions*. Baltimore: Brookes.

LaVigna, G.W. (1995) *Emergency Management within a Non-Aversive Framework*. Los Angeles: IABA.

LaVigna, G.W. and Willis, T.J. (1997) 'Severe and challenging behaviour: counter-intuitive strategies for crisis management within a non-aversive framework.' *Positive Practices*, 2, 2.

LaVigna, G.W. and Willis, T.J. (2005) 'Multi-element model for breaking the barriers to social and community integration.' *Tizard Learning Disability Review*, 10, 2, 16-23.

Levinson, J. (2010) *Making Life Work: Freedom and Disability in a Community Group Home*. Minneapolis: UMP.

Li-Tsang, C.W-P., Yau, M. K-S. and Yuen, H.K. (2001) 'Success in parenting children with developmental disabilities: some characteristics, attitudes and adaptive coping skills.' *The British Journal of Developmental Disabilities*, 47, 2, 61-71.

Lovett, H. (1996) *Learning to Listen: Positive Approaches and People with Difficult Behaviour*. London: Jessica Kingsley Publishers.

MacDonald, A. and McGill, P. (2013) 'Outcomes of staff training in positive behaviour support: a systematic review.' *Journal of Developmental and Physical Disability*, 25, 17-33.

Mansell, J. and Beadle-Brown, J. (2012) *Active Support: Enabling and Empowering People with Intellectual Disabilities*. London: Jessica Kingsley Publishers.

Millar, S. and Aitkin, S. (2003) *Personal Communication Passports: Guidelines for Good Practice*. Edinburgh: University of Edinburgh. For further information, see www.communicationpassports.org.uk/Home.

Milton, D. (2012) 'On the ontological status of autism: the "double empathy problem".' *Disability and Society*, 27, 6, 883-887.

Mount, B. (1998) 'More than a meeting: benefits and limitations of personal futures planning.' In J. O'Brien and C. Lyle O'Brien (eds) *A Little Book About Person Centred Planning*. Toronto: Inclusion Press.

NHS (2018) Stopping Over Medication of People (with a learning disability, autism or both) (STOMP). Accessed July 2019, at www.england.nhs.uk/learning-disabilities/improvinghealth/stomp.

Nowlan, A. (2004) *Between Tears and Laughter: Selected Poems*. Hexham: Bloodaxe Books.

O'Brien, J. (1987) 'A guide to life-style planning: using the activities catalog to integrate services and natural support systems.' In B. Wilcox and G. Thomas Bellamy (eds) *A Comprehensive Guide to the Activities Catalog: An Alternative Curriculum for Youth and Adults with Severe Disabilities*. Baltimore: Brookes.

O'Brien, J. (2002) 'The ethics of person centred planning.' In S. Holburn, and P. Vietze (eds) Person Centred Planning: Research, *Practice and Future Directions*. Baltimore: Brookes.

O'Brien, J. and Lovett, H. (1992) *Finding A Way Toward Everyday Lives: The Contribution of Person Centered Planning*. Harrisburg, Pennsylvania: Pennsylvania Office of Mental Retardation.

O'Neill, R.E., Horner, R.H., Albin, R.W., Sprague, J.R., Storey, K. and Newton, J.S. (2015) *Functional Assessment and Program Development for Problem Behaviour: A Practical Handbook* (third edition). Pacific Grove, CA: Brooks/Cole.

Osgood, T. (2004) 'Doing It For Attention': Non Physical Reactive Strategies. Accessed July 2018, at http://tonyosgood.com/wp-content/uploads/2017/04/Doing-It-For-Attention.pdf.

Payne, R.A. (2000) *Relaxation Techniques: A Practice Handbook for the Health Care Professional* (second edition). London: Churchill Livingstone.

PBS Academy (2016) What Does Positive Behavioural Support Look Like? An Observational Checklist. Accessed July 20218, at http://pbsacademy.org.uk.

Pitonyak, D. (2005) Jumping into the Chaos of Things. Accessed July 2018, at www.

dimagine.com/Jumping.pdf.

Pitonyak, D. (2007) Who Holds Your Story? Accessed July 2018, at http://dimagine.com/ WhoHoldsYourStory.pdf.

Pitonyak, D. (2010a) 10 Things You Can Do To Support A Person With Difficult Behaviour. Accessed July 2018, at www.dimagine.com/10things.pdf.

Pitonyak, D. (2010b) The Importance of Belonging. Accessed July 2018, at www.dimagine. com/NASDDS.pdf. Also at www.dimagine.com/TASHbelonging.pdf.

Reid, D.H. and Green, C.W. (2006) 'Life Enjoyment, Happiness and Antecedent Behaviour Support.' In J.K. Luiselli (ed.) *Antecedent Assessment and Intervention: Supporting Children and Adults with Developmental Disabilities in Community Settings*. Baltimore: Brookes.

Risley, T. (1996) 'Get A Life! Positive behavioural intervention for challenging behaviour through life arrangement and life coaching.' in L.K. Koegel, R.L. Koegel and G. Dunlap (eds) *Positive Behavioural Support: Including People with Difficult Behaviour in the Community*. Baltimore: Brookes.

Sanderson, H., Kennedy, J., Ritchie, P. and Goodwin, G. (1997) *People, Plans and Possibilities*. Edinburgh: SHS.

Santelli, B., Ginsburg, C., Sullivan, S. and Niederhauser, C. (2002) 'A collaborative study of parent to parent programmes: implications for positive behaviour support.' In J.M. Lucyshyn, G. Dunlap and R.W. Albin (eds) *Families and Positive Behaviour Support: Addressing Problem Behaviour in Family Contexts*. Baltimore: Brookes.

Schulz, B. (2008) *The Street of Crocodiles and Other Stories*. London: Penguin.

Silberman, S. (2015) *Neurotribes: The Legacy of Autism and How to Think Smarter About People Who Think Differently*. Crows Nest: Allen & Unwin.

Singh, N.N., Lancioni, G.E., Winton, Adkins, A., Singh, J. and Singh, A. (2007) 'Mindfulness training assists individuals with moderate mental retardation to maintain their community placements.' *Behaviour Modification*, 31, 800-814.

Silverman, C. (2012) *Understanding Autism: Parents, Doctors and the History of a Disorder*. Princeton: PUP.

Shackleton, V. and Wale, P. (2000) 'Leadership and management.' In N. Chmiel (ed.) *Introduction to Work and Organisational Psychology: A European Perspective*. Oxford: Blackwell.

Sheppard, E., Pillai, D., Tze-Ling Wong, G., Ropar, D. and Mitchell, P. (2016) 'How easy is it to read the minds of people with autism spectrum disorder?' *Journal of Autism & Developmental Disorders*, 46, 1247-1254.

Summers, J.A., Behr, S.K. and Turnbull, A.P. (1989) 'Positive adaptations and coping strengths of families who have children with disabilities.' In G.H.S. Singer and L.K. Irvin (eds) *Support for Caregiving Families: Enabling Positive Adaptation to Disability*. Baltimore: Paul H. Brookes.

Sutton, R. (2010) *The No Asshole Rule: Building A Civilised Workplace and Surviving One that Isn't*. London: Piatkus.

Tincani, M. and Lorah, E.R. (2015) 'Defining, Measuring and Graphing Behaviour.' In F. Brown, J.L. Anderson and R.L. De Pry (eds) *Individual Positive Behaviour Supports: A Standards-Based Guide to Practices in Schools and Community Settings*. Baltimore: Paul H. Brookes.

Vanier, J. (2001) *Becoming Human*. Toronto: Anansi.

Vermeulen, P. (2001) *Autistic Thinking: This is the Title*. London: Jessica Kingsley Publishers.

Wagner, G.A. (2002) 'Person-centred planning from a behavioural perspective.' In S. Holburn and P. Vietze (eds) *Person Centred Planning: Research, Practice and Future Directions*. Baltimore: Brookes.

Wheelwright, S. (2007) 'Systemizing and empathising in autism spectrum conditions.' In J. M. Pérez, P.M. González, M.L. Comí and C. Nieto (eds) *New Developments in Autism: The Future is Today*. London: Jessica Kingsley Publishers.

Wing, L. (1998) 'The history of Asperger's syndrome.' In E. Schopler, G. Masibov and L.J. Kunce (eds) *Asperger's Syndrome or High Functioning Autism?* London: Plenum.

Worline, M.C. and Dutton, J.E. (2017) *Awakening Compassion at Work: The Quiet Power That Elevates People and Organisations*. Oakloand: Berrett-Koehler Publishers.

名詞索引

（條目後的頁碼係原文書頁碼，檢索時請查正文側邊的頁碼）

名詞索引

國家圖書館出版品預行編目（CIP）資料

心智障礙者的正向行為支持：處理挑戰行為的實務策略/
Tony Osgood 著；曾進興譯. -- 初版. -- 新北市：心理出版社股
份有限公司, 2024.1
　　面；　公分. -- (障礙教育系列；63178)
譯自：Supporting positive behaviour in intellectual disabilities and
autism : practical strategies for addressing challenging behaviour
ISBN 978-626-7178-96-6(平裝)

1. CST: 心智障礙　2.CST: 自閉症　3.CST: 健康照護

415.987　　　　　　　　　　　　　112021046

障礙教育系列 63178

心智障礙者的正向行為支持：處理挑戰行為的實務策略

作　　　者：Tony Osgood
譯　　　者：曾進興
執行編輯：高碧嶸
總 編 輯：林敬堯
發 行 人：洪有義
出 版 者：心理出版社股份有限公司
地　　　址：231026 新北市新店區光明街 288 號 7 樓
電　　　話：(02) 29150566
傳　　　真：(02) 29152928
郵撥帳號：19293172　心理出版社股份有限公司
網　　　址：https://www.psy.com.tw
電子信箱：psychoco@ms15.hinet.net
排 版 者：辰皓國際出版製作有限公司
印 刷 者：辰皓國際出版製作有限公司
初版一刷：2024 年 1 月
I S B N：978-626-7178-96-6
定　　　價：新台幣 280 元